Carolin Caprano
Ernst Hammes

EMLÖSUNGEN

Hamster, Hase & Co.

Natürlich gesund – mit Naturheilkunde

Möglichkeiten und Grenzen der Effektiven Mikroorganismen

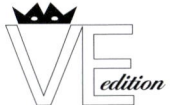

Eifelkrone-Verlag, VE edition

Die in diesem Buch vorgestellten Alterativen zum Umgang mit tiermedizinischen Medikamenten sind als Vorschläge zu verstehen, die auf positiver Erfahrung der Autoren basieren. Das gleiche gilt für alle in den Kapiteln beschriebenen Anwendungen, die Tiergesundheit betreffend, sowie Haltungs- und Fütterungsfragen.

Alle Themen wurden sorgfältig geprüft und recherchiert. Die Umsetzung wird von den Autoren seit mehreren Jahren mit gutem Erfolg in der Tierhaltung praktiziert. Dennoch übernehmen weder die Autoren noch der Verlag eine Haftung für Schäden irgendwelcher Art, die sich aus dem Gebrauch der hier vorgestellten Anwendungen ergeben. Sollten Sie Zweifel haben, unterlassen Sie die Anwendung und nehmen Sie sachkundige Hilfe in Anspruch. Sachkundige Hilfe finden Sie je nach Fragestellung bei Ihrem Tierarzt, Tierheilpraktiker, Tierhomöopathen oder bei Ihrem zertifizierten EM-Berater.

Copyright © by Verlag Eifelkrone Musik & Buch
Layenstraße 27
D-54570 Neroth
www.eifelkrone-musik.de

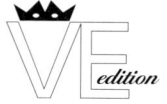

Lektorat: Petra Schier
Umschlaggestaltung: Lydia Reimer
Satz: Judith Kühl

Erstauflage Oktober 2011
Printed in Lettland
Alle Rechte vorbehalten

ISBN 978-3-937640-77-8

Inhalt

Vorwort

Liebe Leserin, lieber Leser,

nachdem wir uns in unserem letzten Buch der Haltung und Gesundheit von Hunden und Katzen gewidmet haben, möchten wir uns diesmal den kleinen Heimtieren zuwenden. Kaninchen, Meerschweinchen, Ratten, Mäuse und Hamster gehören zu den beliebtesten Haustieren und sind bei uns deshalb weit verbreitet.

Vielleicht überlegen Sie an dieser Stelle, warum wir nicht auch die Vögel zu dieser Gruppe dazuzählen. Sind doch auch diese in zahlreichen Haushalten beliebte Mitbewohner. Da diese Tierart für sich jedoch ein komplexes Thema ist, das in unserem „EM kompakt" voll ausgeführt den Rahmen sprengen würde, haben wir sie aus diesem Buch herausgelassen.

Von Natur aus wissen Tiere genau, was sie zum Leben brauchen. Sie müssen sich keine Gedanken um „Artgerechtheit" machen, weil sie um ihre eigenen sowie die Bedürfnisse des jeweils anderen wissen. Werden sie jedoch als Haustiere gehalten, müssen wir Menschen die Verantwortung übernehmen und sollten deshalb die der Art entsprechenden Bedürfnisse kennenlernen. Wenn wir das tun, können wir viel Freude an unseren gesunden und agilen tierischen Freunden haben.

Wir möchten Ihnen in diesem Buch einen Überblick über die Besonderheiten der einzelnen Tierarten geben, sowie zahlreiche Tipps aus der Naturheilkunde zur Gesunderhaltung oder auch zur Unterstützung im Krankheitsfall.

Uns Autoren begleiten Haustiere schon durch unser gesamtes Leben. Aus dieser lebenslangen Erfahrung, naturwissenschaftlichen Ausbildungen und unseren Berufen haben wir unser Wissen entwickelt. Dies möchten wir gerne an Sie, liebe Leserin, lieber Leser, weitergeben, damit auch Sie gut mit ihren Tieren umgehen und selbst mehr Lebensfreude genießen können.

Carolin Caprano und Ernst Hammes

1. Effektive Mikroorganismen, Homöopathie und Schüßler-Salze

In diesem Buch, liebe Leserin, lieber Leser, werden Sie immer wieder über verschiedene Einsatzmöglichkeiten von Effektiven Mikroorganismen, homöopathischen Mitteln und Schüßler-Salzen lesen. Um ein genaues Bild davon zu bekommen, worum es bei diesen naturheilkundlichen Methoden geht und wie sie zum Einsatz kommen, möchten wir Ihnen zu Beginn eine kleine Einführung in die naturheilkundlichen Möglichkeiten geben. Erst im Anschluss gehen wir dann zu den einzelnen Tierarten und den häufigsten Erkrankungen über.

1.1. Effektive Mikroorganismen

Was sind Effektive Mikroorganismen?

Effektive Mikroorganismen (abgekürzt EM) wurden von dem japanischen Agrarwissenschaftler Prof. Dr. Teruo Higa entdeckt. Seit 1982 finden sie international Verwendung.
Effektive Mikroorganismen in Form der sogenannten EM-Grundmischung sind eine braune, aromatisch riechende und schmeckende Flüssigkeit. Diese besteht hauptsächlich aus Milchsäure- und Fotosynthesebakterien sowie fermentaktiven Pilzen. Die meisten davon werden für die Herstellung von Lebensmitteln verwendet bzw. kommen auch darin vor (so z. B. in Sauerkraut, Joghurt und Bier).

Wenn eine Mikrobenmischung aus natürlich vorkommenden (also nicht genetisch veränderten) Mikroorganismen mit organischem Material zusammengebracht wird, dann produziert sie eine Fülle nützlicher Substanzen wie Vitamine, organische Säuren, mineralische Chelatverbindungen, unterschiedliche Antioxidantien.

Die Symbiose der Mikroorganismen erzeugt starke erneuernde Kräfte. In unterschiedlichen Milieus entwickeln sie überraschende Wirkungen, die in der heutigen EM-Technologie zur praktischen Anwendung gebracht werden können.

- Ursprünglicher Einsatz: Bodenverbesserungsmittel in Landwirtschaft und Gartenbau
- Heutiger Einsatz: weltweit in vielen Bereichen von Landwirtschaft, Umwelt, Gesundheit und Industrie.

EM-Produkte fördern beim Einsatz in der Landwirtschaft eine schnelle Vermehrung von nützlichen Mikroorganismen. Gesunde Böden entstehen durch die verbesserte Umsetzung der organischen Abfälle und damit gute Wachstumsbedingungen für Pflanzen. Auf diese Weise sind gute Erträge auch ohne den Einsatz von sonstigen Hilfsmitteln möglich. EM schafft ein mikrobielles Gleichgewicht, indem die erwünschten Mikroben wieder die Dominanz übernehmen und mögliche pathogene (krankmachende) Mikroben auf das notwendige Maß beschränkt werden.

Warum gute Mikroben das Leben stützen

Alle Umsetzung organischer Substanz ist die Aufgabe von Mikroben. Sie dienen den Pflanzen im Boden sowie Mensch und Tier im Verdauungssystem. Sind die Mikroben im Boden gut, sind sie es auch in den Verdauungssystemen. Somit ist guter Boden ein Garant für die Gesundheit von Mensch und Tier. Weltweit leiden die Böden unter Umweltschäden. Durch die Verwendung von guten Mikroben bei der Ernährung und der Hygienepflege kann man diese Schäden an den Futtermitteln ausgleichen. Das Gleiche gilt für die Raum- und Körperhygiene. (siehe auch: EM und der Kreislauf des Lebens, Ernst Hammes, ISBN 978-3-93764-69-3)

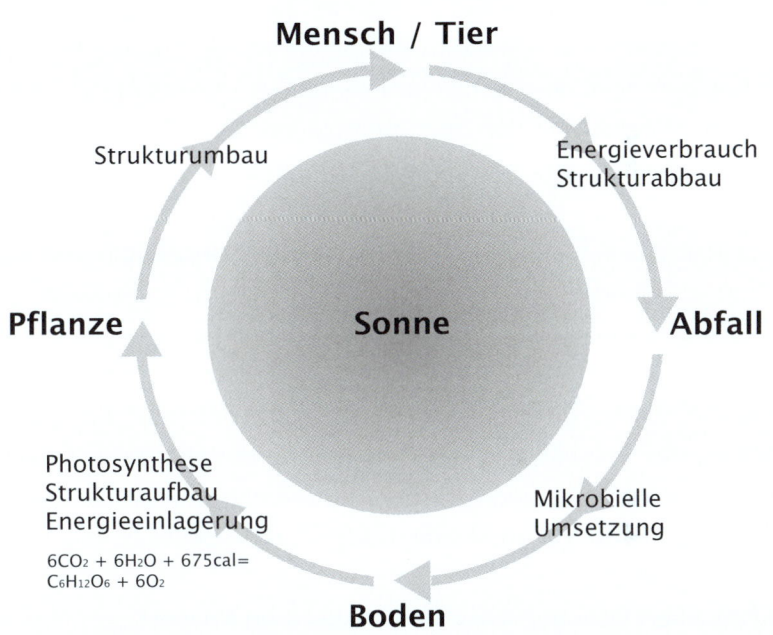

Mensch / Tier

Strukturumbau

Energieverbrauch
Strukturabbau

Pflanze   **Sonne**   **Abfall**

Photosynthese
Strukturaufbau
Energieeinlagerung

$6CO_2 + 6H_2O + 675cal = C_6H_{12}O_6 + 6O_2$

Mikrobielle
Umsetzung

Boden

Der Boden ist die Grundlage allen Lebens. Er dient den Pflanzen nicht nur als Standort, sondern gleichsam auch als Darm. Aus dem Boden nehmen die Pflanzen die Nährstoffe auf. Bei der Photosynthese sammelt die Pflanze Sonnenenergie und formt mit Hilfe dieser Energie die Strukturen des Lebens. Auf diesen Grundstrukturen bauen alle anderen Lebensformen auf. Am Ende des Lebens kommt alles ehemals Lebendige zurück in den Boden. Lässt man die organischen Abfälle faulen, verlieren sie noch weiter an Energie. Das Bodenleben bekommt somit eine energiearme, wenig förderliche Nahrung. Sorgt man aber dafür, dass die organischen Reste nicht faulen, sondern fermentieren, dann gewinnen die Abfälle zusätzliche Energie und sind ein optimales Futter für das Leben im Boden.

In der Tierhaltung (und auch Tierzucht) wird hierdurch ein gesundes Umfeld erzeugt. Dabei wird ein verminderter Einsatz von Antibiotika und Chemikalien erreicht.

Mit EM fermentierte organische Materialien tragen auch als Futterzusatz zur Tiergesundheit bei. Organische Abfälle werden durch Fermentation mit EM wieder in „Wertstoffe" umgewandelt, Fäulnis wird verhindert, und so werden zum Beispiel tierische Abfälle, Hausmüll, Kompost und Abwässer nützliche Produkte im Kreislauf des Lebens. Bei diesem Prozess werden auch unangenehme und/oder schädliche Gerüche aufgelöst und in Wertstoffe verwandelt.

In Gewässern beschleunigen die Effektiven Mikroorganismen den Abbau von abgestorbenem organischem Material in Sedimenten („Bodensatz") und verbessern somit die Wasserqualität.

Im Haushalt finden die EM ihren Einsatz als Reinigungsmittel, zur Verbesserung des Raumklimas, zur Behandlung des Bioabfalls sowie im Garten (z. B. als Bodenverbesserer). Mittlerweile werden die EM auch als Zusatz von Ton, Baumaterialien oder Farben benutzt.

Was bewirken Effektive Mikroorganismen im Körper?

Werden die Mikroorganismen und die von ihnen gebildeten Stoffe in den dafür vorgesehenen „Varianten" eingenommen, so wirken sie im Körper sehr vielfältig. Die körpereigene Abwehr wird angeregt und die Darmflora so weit stabilisiert, dass sie viele Vitamine, Enzyme und andere antioxidative Substanzen produziert. Die antioxidative Wirkung beruht darauf, dass die EM dem Körper für seine komplexen Stoffwechselvorgänge Elektronen zur Verfügung stellen und dadurch freie Radikale gebunden werden können. Freie Radikale greifen in zu hohen Konzentrationen wichtige Proteine des Stoffwechsels und die Zellmembranen an.

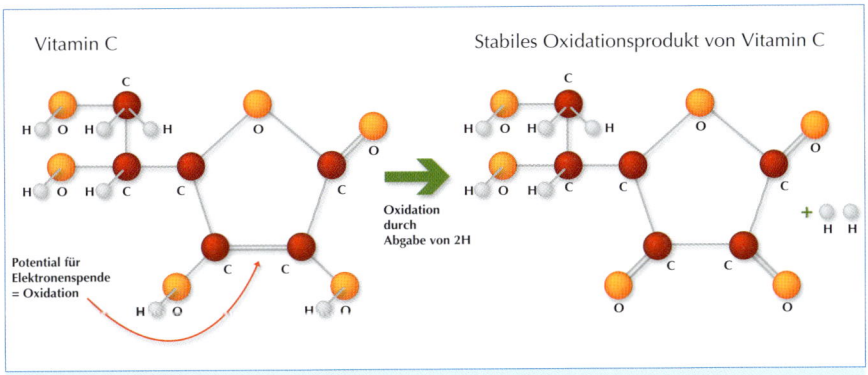

Wie Vitamine Energie spenden und damit freie Radikale unschädlich machen

Die Verdauung ist die Grundlage für ein gesundes Leben

Der Verdauungstrakt reicht vom Mund bis zum After und ist die größte Kontaktstelle von Mensch und Tier zur Umwelt. Beim Menschen hat der Darm eine Oberfläche von mehr als 400 qm, die Haut ist nur 2 qm groß. Im Verdauungssystem entscheidet der Körper, was in ihn hinein darf und was nicht, denn erst wenn die Nährstoffe durch die Häute des Verdauungstraktes gelangt sind, sind sie im Körper. Im Verdauungssystem leben zehnmal mehr Mikroben, als ein Mensch Körperzellen hat. Dort haben die Mikroben ihre Welt: warm, feucht, angenehm zu leben und darin für die eigenen Nachkommen zu sorgen. Deswegen achten die Mikroben im Verdauungssystem darauf, dass es dem Körper gut geht. Würde der Körper sterben, würde das den Weltuntergang für die Mikroben bedeuten. Deswegen wollen sie dem

Körper dienen, damit ihre Welt möglichst erhalten bleibt. Die Wissenschaft hat nachgewiesen, dass es eine intensive Kommunikation zwischen den Mikroben und den Körperzellen gibt. Der Körper sagt den Verdauungsmikroben, was er braucht und was gut oder schlecht für ihn ist. Schon der berühmte Arzt Paracelsus sagte, der Tod liege im Darm und dass eine gut funktionierende Verdauung die Voraussetzung für ein gesundes Leben ist. Somit ist es besonders wichtig, dass wir und unsere Tiere die guten Mikroben in ausreichender Menge im Darm haben.

Wir geben in diesem Buch immer wieder Hinweise, was Sie mit EM-Technologie alles tun können, damit Ihre Tiere ein geregeltes Verdauungssystem haben.

Wasser ist Leben

Der Körper von Mensch und Tier besteht zu mehr als 70 % aus Wasser. Wasser ist noch wichtiger als Nahrung. Ohne Wasser stirbt ein Mensch in zwei bis drei Tagen, ohne Nahrung erst nach Wochen. Die Menschen kaufen sich gutes Wasser als Trinkwasser, weil sie diese Zusammenhänge auf der Gefühlsebene wissen. Besonders viel Geld geben sie für Heilwässer aus. So ein erwiesenermaßen gesundes Wasser unterscheidet sich physikalisch von normalem Wasser dadurch, dass Heilwasser besonders fein strukturiert ist. Es kann ohne besonderen Aufwand in die Körperzellen ein- und auswandern. Dabei transportiert es Nährstoffe in die Zellen und den „Müll" aus den Körperzellen. Man bemerkt den Unterschied daran, dass man einige Tage lang recht häufig intensiver gefärbten Urin abgeben muss, wenn man solch besonders gutes Wasser trinkt.

Trinkwasser kann strukturell und energetisch optimiert werden, indem in Keramik gebrannte EM (EM-Pipes) in die Wassernäpfe unserer Haustiere gelegt werden. Dies kann sich positiv auswirken, da Wasser während des langen Transportweges vom Wasserwerk in die Haushalte an positiver Energie verliert, weil sich die natürliche Form der zusammenhängenden Wassermoleküle (Cluster) ändert. Durch EM wird die ursprüngliche Kettenform der Moleküle im Wasser wieder hergestellt und somit für die Körperzellen nutzbar gemacht.

Bei welchen Erkrankungen können Effektive Mikroorganismen unterstützend eingesetzt werden?

Der Einsatz von EM hat sich vor allem bei chronischen Erkrankungen, Magen-Darm-Erkrankungen, Hautproblemen und Wundpflege, sowie bei Stress und seinen Folgeerscheinungen bewährt.

Welche Arten von EM gibt es?

EM-Grundlösung
- Effektive-Mikroorganismen-Urlösung ist ein flüssiges Multi-Mikroben-Präparat und ein Hilfsmittel zur Verlebendigung des Bodens.
- EM besteht aus einer Mischkultur von nützlichen, effektiven, für Mensch, Tier, Pflanze und Umwelt völlig unschädlichen Mikroorganismen, die sich weltweit in natürlicher Umgebung nachweisen lassen.

EMa (= EM aktiviert)
- wird aus der EM-Urlösung + Zuckerrohrmelasse + Wasser hergestellt

- Alle Zutaten werden ca. sieben Tage bei Temperaturen um 35° C zusammengebracht, dabei vermehren sich die Mikroorganismen.
- EMa kann man selbst herstellen, es ist anzuwenden wie das Ursprungspräparat EM.

Bokashi (als Futter für die Tiere oder als Dünger, je nach Ausgangsmaterial)

- japanisch für „Allerlei"
- Im Unterschied zu unserem Kompost wird Bokashi anaerob fermentiert. So ist garantiert, dass viele Inhaltsstoffe erhalten bleiben und sich die Bakterien (wenn warm gehalten) vermehren können.
- Es handelt sich um fermentiertes, organisches Material, in dem sich die Milchsäurebakterien und andere Mikroben vermehren.
- Die Vielfalt der Mikroben produziert eine Fülle an Antioxidantien (Vitamine, Enzyme).
- Der Fermentationsvorgang ist abgeschlossen, sobald der ph-Wert unter 4 gesunken ist.
- Bokashi ist weitgehend vergleichbar mit Silagefutter in der Landwirtschaft oder auch sauer eingelegtem Gemüse, wie z. B. Sauerkraut.

EM-Keramik

- Besteht aus Ton, in den EM unter Luftabschluss bei bis zu 1000 Grad eingebrannt werden.
- Durch das Verfahren werden die vielseitigen Eigenschaften und Informationen von EM beibehalten und weitergegeben. Die Informationen werden dabei durch das Einbrennen nicht geschädigt.

EM-Keramik-Pipes

- Den gebrannten Ton gibt es in Form von unterschiedlichen „Pipes".

- Durch ihre Form garantieren sie den größtmöglichen Wasserkontakt.
- Die beliebtesten Pipes sind die „grauen" Pipes, die sehr lange einsetzbar sind.

EM und EM-Produkte sind genau so sorgsam anzuwenden wie Hausheilmittel. Man baut sich durch Erfahrung, Nachlesen und Wissensaustausch mit anderen Anwendern langsam ein Wissen auf. Dann entdeckt man immer wieder neue Aspekte und Wirkungen. EM-Technologie macht Freude, weil man eigentlich nichts falsch machen kann. Negative Wirkungen sind uns nicht bekannt.

1.2. Homöopathie

Was ist Homöopathie?

Begründer der Homöopathie ist der Arzt und Chemiker Samuel Hahnemann (1755 – 1843). In einem Selbstversuch im Jahre 1790 mit Chinarinde entdeckte er, dass die Symptomatik nach der Einnahme mit der von Malaria sehr große Ähnlichkeit hatte. Dieses Phänomen veranlasste ihn, weiterzuforschen. Hahnemann entwickelte dabei nicht nur die Grundlagen der homöopathischen Medizin, sondern auch das komplette Verfahren zur Herstellung der einzelnen Arzneien.

Im Jahre 1796 ging er mit seinen Forschungen an die Öffentlichkeit und stellte die Homöopathie vor. Mit der Verbreitung dieser Therapieform im In- und auch Ausland kam es zu immer weiteren und bedeutsamen Fortschritten auf dem Gebiet der Homöopathie, und das ist bis heute so.

Festgehalten sind die Grundlagen der Homöopathie im Organon, dessen erste Auflage „Organon der rationellen Heilkunde" 1810 erschien. Der erste Grundsatz der Homöopathie lautet „Was eine Arznei bewirkt, wird durch Prüfung am Gesunden festgestellt".

Dieser Grundsatz ist auch die Voraussetzung für die Simile-Regel (Ähnlichkeitsregel) nach Hahnemann. Man testet also, welche Reaktionen/Symptome ein bestimmter Stoff bei einem gesunden Menschen auslöst, und kann dann wiederum genau diese Symptomatik bei einem Kranken damit heilen. Um eine Krankheit zu heilen, muss eine neue, mit den gleichen Symptomen erzeugt werden. *Ähnliches wird mit Ähnlichem geheilt* (Similia similibus curentur) ist also das ganze Prinzip der Homöopathie.

Dabei greift auch der folgende Aspekt: Bei der Untersuchung vieler einzelner Symptome ergibt sich ein großes Gesamtbild.

Arzneimittelprüfung

Man kann praktisch jedes Mittel und jeden Ausgangsstoff prüfen und gegebenenfalls als homöopathisches Mittel einsetzen.
250 Mittel sind es insgesamt nach der Ähnlichkeitsregel, davon sind 50 besonders gut einsetzbar. Für Tiere sind davon aber höchstens 220 Mittel geeignet. Die Regeln zur Prüfung sind im Organon § 120-148 nachzulesen.

Heute nimmt man zur Überprüfung 500-600 Probanden (von denen ca. 70 % nicht auf die Arzneimittel reagieren oder nicht geeignet sind). Alle schon vorhandenen Symptome müssen zuvor ausgeklammert werden und danach jede kleinste Veränderung und jedes kleinste Merkmal vermerkt werden.

Das Alter der Probanden liegt zwischen 16 und 65 Jahren (männlich und weiblich). Dreimal am Tag wird das jeweilige Mittel in einer bestimmten Dosierung (meist C 30) gegeben.

Herstellung / Potenzierung

Hahnemann ging davon aus, dass jeder Pflanze, jedem Tier und jedem Mineral eine eigene Dynamik innewohnt, und entwickelte daraufhin das Potenzieren (Dynamisieren).
Unter Potenzieren versteht man das schrittweise Verdünnen und Verschütteln. Je höher ein homöopathisches Mittel potenziert ist, desto höher wird auch seine Energie.

Die Potenzen werden folgendermaßen eingeteilt:

- *Tiefpotenzen*
  D1 – D6
  D6 – D12
  C4 – C12

- *mittlere Potenzen*
  ab D12 bis D30

- *Hochpotenzen*
  D30 – D200
  C30 – C200
  LM – Potenzen

Die Basis bei der Herstellung ist Folgende:

• *Tinktur:*
Die entsprechende Pflanze wird getrocknet (evtl. abgekocht) mit Alkohol oder Kochsalzlösung vermischt und abgeseiht (phytotherapeutische Extrakte).

• *Urtinktur:*
Urtinktur nennt man die homöopathischen Tinkturen vor ihrer Potenzierung.

• *Essenz:*
Der Saft – aus einer Pflanze gewonnen – wird mit 95 %igem Alkohol vermischt.

• *Lösung:*
(Salz-)Säure oder Lauge wird in Alkohol oder Wasser gegeben.

Beginnt man nun mit der Potenzierung, so wird zu 9 ml Lösung 1ml Tinktur / Ursubstanz gegeben und man erhält eine D1.

9 ml Lösung plus 1ml der D1 ergeben die D2 und so weiter. Zwischen den einzelnen Schritten wird die Lösung verschüttelt.

99 ml Lösung + 1ml Ursubstanz ergeben eine C1. Dieses Verfahren geht genauso wie bei den D Potenzen weiter: 99 ml Lösung + 1ml C1 ergeben C2 etc.

Was beim Potenzieren geschieht

Hahnemann gibt sehr genaue Anweisungen, wie man potenzieren muss. Hinter dieser Anweisung zur Sorgfalt steht der Gedanke, dass nicht der Wirkstoff die Heilung bringt, sondern die Information, die ein Wirkstoff enthält. Aus der Quantenphysik wissen wir inzwischen sehr sicher, dass jeder Stoff eine bestimmte Wellenfrequenz hat und damit seinen Informationsgehalt ausdrückt. Auf unser alltägliches Wissen zurückgeführt, wäre Folgendes eine verständliche Erklärung: Kauft man ein Buch oder eine CD mit Musik oder sonstiger Information, möchte man nicht ein Pfund Papier mit einigen Gramm Druckerschwärze oder eine mit Kunststoff beschichtete Scheibe haben. Man interessiert sich für die Inhalte des Buches, die wir per Lichtwellen (elektromagnetische Wellen) auf unseren Körper übertragen. Von der CD möchten wir die Tonwellen am Ohr genießen. Hier erkennt man besonders gut, dass auf unserer Welt die meisten Informationen an Stoffe gebunden sind. Genuss und Freude aber auch Leid und Krankheit bereiten alle jene Informationen, die sich per Schwingung auf unseren Körper übertragen. (Siehe auch das Buch: Intelligente Zellen, Bruce Lipton, ISBN-10: 3-936862-88-5)

Über den Vorgang des Potenzierens, so die Erfahrung der Nutzer von homöopathischen Heilmitteln, wird die Information des Stoffes auf das Lösungsmittel übertragen. Seit einigen Jahren sind solche Veränderungen im Schwingungsmuster des Trägerstoffes auch physikalisch nachweisbar. Die Information wird vom Stoff befreit. Die vom Stoff befreite Information kann nun direkt auf den Körper einwirken. Nur so lässt sich erklären, warum wir häufig bei unsachgemäßer Anwendung von Hochpotenzen heftige Heilwirkungen (Erstverschlimmerungen) beobachten, die die Patienten sehr belasten können.

Anwendung:

Da wir in diesem Buch hauptsächlich auf Tiefpotenzen hinweisen, soll hier auch nur deren Anwendung beschrieben werden.

- Tiefpotenzen bis D6 ca. 3-4 x täglich
- Tiefpotenzen/mittlere Potenzen bis höchstens D30 ca. 1-2 x täglich

Tiefpotenzen werden bei akutem Geschehen bis hin zur stündlichen Gabe verabreicht, bei weniger akutem oder abklingendem Geschehen bis 3 x täglich und bei chronischen Erkrankungen 1-2 x täglich oder weniger (1 x wöchentlich).

Die Homöopathie ist ein sehr komplexes und weitreichendes Gebiet und sollte immer von einem erfahrenen Therapeuten begleitet werden.

„Ein Umgang mit Homöopathie bedeutet lebenslanges Lernen, denn jeder Patient reagiert unterschiedlich, und es ist eine Kunst, die richtigen Mittel auszuwählen. Zu den in diesem Buch angegeben Mitteln liegen inzwischen sehr vielfältige Erfahrungen vor. Im Einzelfall wird aber der Homöopath immer überprüfen, ob die Verwendung bei dem jeweiligen Patienten wirklich angemessen ist. Im Laufe der Zeit lernen auch Sie Ihr Tier und seine Reaktionen auf die homöopathischen Mittel noch besser kennen. Dadurch wird die Zusammenarbeit mit dem Tierheilpraktiker immer vertrauensvoller und für das Tier effektiver.

Interessant ist die Feststellung vieler homöopathisch arbeitender Medizinkundiger, dass mit EM gepflegte Tiere meist wesentlich besser auf Homöopathika ansprechen als Tiere, denen ab und zu allopathische Medikamente verabreicht werden und/ oder die häufig mit

Desinfektionsmitteln in Kontakt kommen". (Aus: EM Lösungen kompakt Hunde und Katzen, natürlich gesund – mit Naturheilkunde, Carolin Caprano und Ernst Hammes, Seite 60).

1.3. Schüßler-Salze

Was sind Schüßler-Salze?

Schüßler-Salze sind ein Naturheilverfahren, welches auf natürlichen, nicht chemischen Mitteln basiert. Schüßler-Salze werden auch als Biochemie bezeichnet, also die Chemie der Biologie. Alle Salze dieser Therapieform sind auf natürlicher Weise in jedem von uns enthalten.

Zur Schüßler-Salze-Therapie gibt es keine wissenschaftlichen Belege. Trotzdem wird sie seit dem 19. Jahrhundert eingesetzt und zeigt in vielen Fällen sehr positive Effekte, ähnlich wie die Homöopathie.

Der Arzt Wilhelm Heinrich Schüßler (1821 – 1898) untersuchte den Menschen und die in ihm natürlich vorkommenden Mineralien. Auf diese Weise entdeckte er einen Zusammenhang zwischen der Gesundheit und dem Mineralhaushalt.
Die Schüßler-Salze gelangen im Krankheitsfall dorthin, wo der Körper sie zur Heilung braucht.

Grundsätze der Schüßler-Salze-Therapie (die vier Lehrsätze nach Dr. Schüßler):

- „Alle Krankheiten entstehen durch einen Mangel an bestimmten lebensnotwendigen Mineralstoffen."

- „Durch Zuführung der fehlenden Stoffe tritt die Heilung ein."

- „Die Zuführung der Mineralstoffe darf nur in allergeringsten Mengen erfolgen."

- „Die Zuführung der fehlenden Stoffe muss in solch einer Verdünnung erfolgen, dass der Übertritt des heilwirksamen Salzes unmittelbar durch die Mundhöhle, des Schlundes und der Speiseröhre direkt ins Blut erfolgt." („Lehrbuch der Biochemie" von Kurt Hickethier)

Anwendung

Die Schüßler-Salze werden stark verdünnt eingenommen. Durch diese Verdünnung soll eine bessere Aufnahme durch den Organismus bewirkt werden. Die Darreichungsform der Schüßler-Salze sind Tabletten für die innerliche und Salben zur äußerlichen Anwendung.
Die Haupteinsatzgebiete sind chronische Erkrankungen aber auch leichtere akute Beschwerden sowie die Begleittherapie von akuten Erkrankungen.

Es gibt insgesamt 24 verschiedene Schüßler-Salze, wobei es ursprünglich einmal 12 waren, die von Schüßler selbst erforscht wurden. Später wurden diese klassischen Salze noch um 12 weitere ergänzt.

Die Schüßler-Salze im Überblick:

- Calcium fluoratum (Nr. 1)
- Calcium phosphoricum (Nr. 2)

- Ferrum phosphoricum (Nr. 3)
- Kalium chloratum (Nr. 4)
- Kalium phosphoricum (Nr. 5)
- Kalium sulfuricum (Nr. 6)
- Magnesium phosphoricum (Nr. 7)
- Natrium phosphoricum (Nr. 8)
- Natrium chloratum (Nr. 9)
- Natrium sulfuricum (Nr. 10)
- Silicea (Nr. 11)
- Calcium sulfuricum (Nr. 12)

- Kalium arsenicosum (Nr. 13)
- Kalium bromatum (Nr. 14)
- Kalium jodatum (Nr. 15)
- Lithium chloratum (Nr. 16)
- Manganum sulfuricum (Nr. 17)
- Calcium sulfuratum (Nr. 18)
- Cuprum arsenicosum (Nr. 19)
- Kalium aluminium sulfuricum (Nr. 20)
- Zincum chlortum (Nr. 21)
- Calcium carbonicum (Nr. 22)
- Natrium bicarbonatum (Nr. 23)
- Arsenum jodatum (Nr. 24)

Dosierung

Die Schüßler-Salze gibt es in zwei verschiedenen Potenzen: D6 (für akute Fälle) und D12 (für subakute und chronische Fälle).

Kleine Heimtiere bekommen pro Dosis eine ½ Tablette. Bei akuten Erkrankungen kann eine Dosis viertel- bis halbstündlich verabreicht werden, in allen anderen Fällen werden die Salze 3 x täglich verabreicht.

Die Tabletten können dabei pulverisiert zum Futter dazugegeben werden oder mit Wasser aufgelöst über eine Plastikspritze (ohne Nadel) direkt oral verabreicht werden.

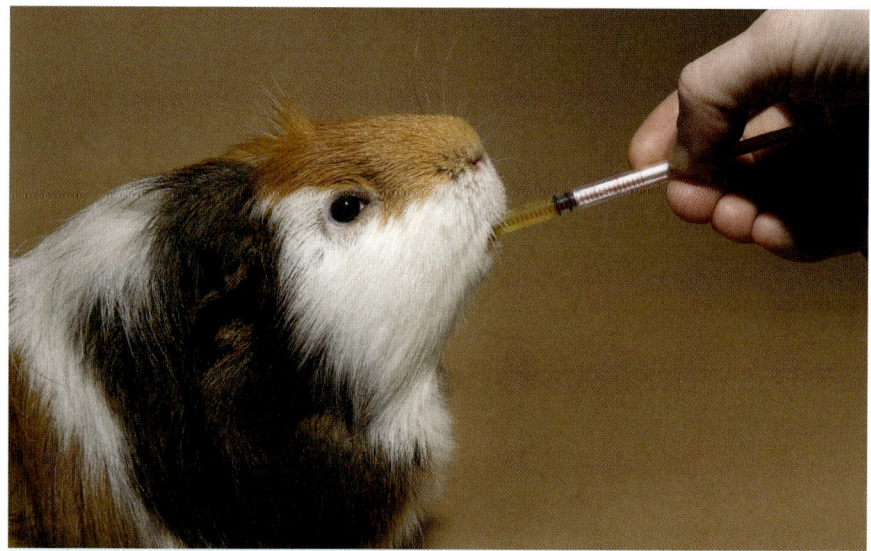

Schüßler-Salze können in Wasser aufgelöst oral verabreicht werden.

Idealerweise sollten die Schüßler-Salze nicht mit Metall in Berührung kommen.

2. Kaninchen und Meerschweinchen

2.1. Anatomie und Physiologie

Einige Daten zu Anatomie und Physiologie sollen an dieser Stelle einen kleinen Überblick über die Besonderheiten von Kaninchen und Meerschweinchen geben. Auch kann dies eine Hilfe für Sie sein, um Krankheiten schneller zu erkennen. Denn nur wer weiß, was ein gesundes Tier ausmacht, kann auch den Unterschied zu einem kranken erfassen.

Kaninchen

Das Hauskaninchen (ein Verwandter des Hasen) stammt ursprünglich vom Europäischen Wildkaninchen ab. Diese Wildkaninchen leben in Kolonien mit vielen anderen Artgenossen. Als Unterschlupf dienen selbst gegrabene Höhlen. Kaninchen werden nicht zu den „Nagern" gezählt, sondern zur Gattung der „Hasenartigen".

Mittlerweile sind die Hauskaninchen zu sehr beliebten Haustieren bei Kindern und Erwachsenen geworden und werden in den unterschiedlichsten Größen und Farbschlägen gezüchtet.

Die Körpertemperatur des Kaninchens liegt normalerweise zwischen 38° und 39,5° C. Die Atemfrequenz beträgt 50 bis 150 Züge in der Minute, die Herzfrequenz zwischen 120 und 150 Schläge.

Das Gewicht variiert je nach Rasse und Größe von einem bis acht Kilogramm, die Lebenserwartung liegt bei 6 bis 10 Jahren (durchschnittlich 8 Jahre).

Geschlechtsreif werden die Tiere mit ca. 4 – 5 Monaten. Ist ein Tier trächtig, so beträgt die Tragzeit 28 – 32 Tage, und es werden durchschnittlich 2 bis 6 Jungtiere geboren.

Die Wirbelsäule des Kaninchens setzt sich aus 7 Halswirbeln, 13 Brustwirbeln, 7 Lendenwirbeln, 4 Kreuzbeinwirbeln und 16 Schwanzwirbeln zusammen. Die Vorderpfoten besitzen 5 und die Hinterpfoten 4 Zehen. Das Gebiss besteht aus zwei nachwachsenden, doppelten Schneidezähnen im Oberkiefer mit zwei Stiftzähnen dahinter und zwei nachwachsenden Schneidezähnen im Unterkiefer. Dazu kommen 6 nachwachsende Backenzähne auf jeder Seite im Oberkiefer sowie 5 nachwachsende Backenzähne auf jeder Seite im Unterkiefer.

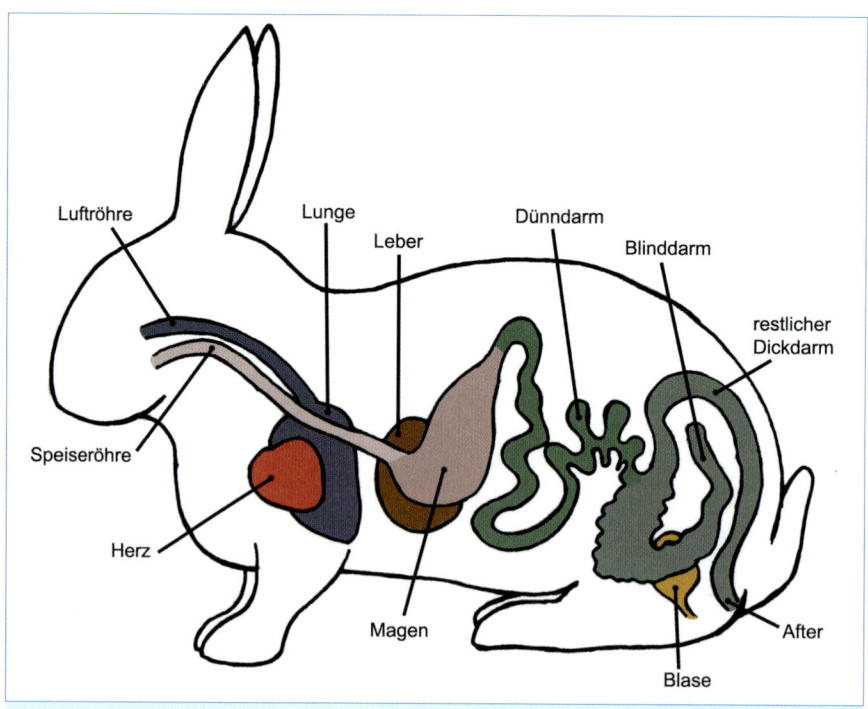

Anatomie: innere Organe

Durch ihre seitlich am Kopf liegenden Augen haben Kaninchen einen guten Rundumblick. Sie besitzen jedoch nur ein geringes räumliches Sehvermögen und auch Farben können sie nicht sehr gut erkennen. Besonders gut ausgeprägt dagegen sind ihr Geruchssinn und ihr Gehör. Die Ohren können unabhängig voneinander in unterschiedliche Richtungen bewegt werden. Auch können Kaninchen ganz leise oder weit entfernte Geräusche noch wahrnehmen. Zusätzlich zu ihrem Geruchssinn besitzen die Kaninchen die sog. Vibrissen (Schnurrhaare), die als Tastorgan fungieren und die Tiere bei der Orientierung unterstützen.

Als „Wamme" wird der Fettansatz auf der Brust und an verschiedenen Stellen am Kopf bezeichnet, welcher ursprünglich als Fettdepot diente. Beim Hauskaninchen ist eine stark ausgeprägte Wamme jedoch häufig ein Zeichen für zu gute Ernährung, also Übergewicht.

Am After hat das Kaninchen eine spezielle Analdrüse, die Duftdrüse. Das Drüsen-Sekret umschließt den Kot, sodass damit das Revier des Kaninchens unverkennbar markiert wird. Eine weitere Duftdrüse befindet sich am Kinn, mit dem es an diversen Punkten/Gegenständen reibt, um so ebenfalls das Revier zu markieren.
Im Frühjahr und im Herbst kommen Kaninchen in den sogenannten Fellwechsel.

Meerschweinchen

Das Meerschweinchen stammt aus Südamerika und ist vermutlich erst nach der Entdeckung Amerikas durch die Spanier nach Europa gekommen. Schon früh hat es sich zum beliebten Haustier entwickelt.

Meerschweinchen sind gesellige Tiere und leben in Gruppen zusammen in kleinen Höhlen oder im Dickicht. Vorwiegend morgens und abends während der Dämmerung gehen sie auf Futtersuche. Auch bei den Meerschweinen gibt es mittlerweile viele verschiedene Rassen mit unterschiedlichem Fell und unterschiedlichen Farben.

Die Körpertemperatur des Meerschweinchens liegt zwischen 37° und 39° C. Die Atemfrequenz beträgt 100 bis 150 Züge in der Minute, die Herzfrequenz liegt zwischen 230 und 380 Schlägen.

Böckchen werden im Durchschnitt bis 1800 g schwer, Weibchen bis 1100 g. Meerschweinchen haben eine Lebenserwartung von 4 bis 9 Jahren. Geschlechtsreif werden die Weibchen mit ca. 30-35 Tagen, die Böckchen mit circa 60 Tagen. Ist ein Tier trächtig, so beträgt die Tragzeit zwischen 59 und 72 Tage, und es werden durchschnittlich 1 bis 6 Jungtiere geboren.

Die Wirbelsäule des Meerschweinchens setzt sich aus 7 Halswirbeln, 12 Brustwirbeln, 6 Lendenwirbeln, 4 Kreuzbeinwirbeln und 7 Schwanzwirbeln zusammen. Meerschweinchen besitzen keinen äußerlich sichtbaren Schwanz; man spricht stattdessen von einem Schwanzfortsatz.
Die Vorderpfoten besitzen 4 Zehen (sowie einen zurückgebildeten Daumen) und die Hinterpfoten 3 Zehen.

Das Gebiss besteht aus zwei nachwachsenden Schneidezähnen im Oberkiefer und zwei nachwachsenden Schneidezähnen im Unterkiefer. Dazu kommen 4 Backenzähne auf jeder Seite im Oberkiefer sowie im Unterkiefer.

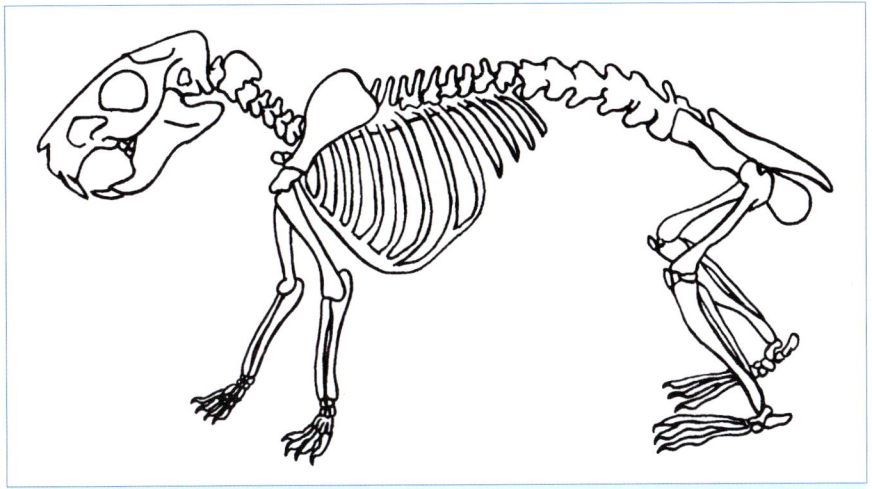

Anatomie: Skelett Meerschweinchen

Auch Meerschweinchen können durch die seitlich am Kopf liegenden Augen nicht gut räumlich sehen. Sie nehmen ihre Umgebung aber trotzdem gut wahr; durch einen weiten Sichtwinkel können sie z. B. Feinde rechtzeitig sehen. Zudem haben Meerschweinchen ebenfalls Schnurrhaare (Vibrissen), welche als Tastorgan dienen und mit denen sie ihre Umgebung auch im Dunkeln „ertasten" können.

Meerschweinchen haben ein sehr gutes Gehör und nehmen auch noch ganz hohe Frequenzen wahr. Auch haben sie einen ausgeprägten Geruchssinn und können damit viele verschiedene Gerüche wahrnehmen und differenzieren.

Die sogenannte „Kaudaldrüse" liegt kurz oberhalb des Afters und produziert die Duftstoffe zum Markieren des Reviers. Unterhalb des Afters verläuft noch eine flache Tasche aus dünner Haut, die sogenannte

Perinealdrüse. Diese enthält beim Böckchen ebenfalls eine Flüssigkeit mit Duftstoffen. Da sich in ihr Schmutz ansammeln kann, sollte sie regelmäßig kontrolliert und bei Bedarf gereinigt werden.

Im Frühjahr und im Herbst kommen Meerschweinchen ebenfalls in den sogenannten Fellwechsel.

2.2. Das Verdauungssystem

Die Verdauung beginnt bereits in der Maulhöhle, wo die Nahrung aufgenommen, zerkleinert und eingespeichelt wird, und zieht sich wie ein Schlauch durch den gesamten Körper. Die Häute des Verdauungssystems trennen den Futterbrei vom Inneren des Körpers ab. Professor Monika Krüger von der veterinärmedizinischen Fakultät der Uni in Leipzig spricht beim Verdauungssystem immer von der nach innen gezogenen Außenwelt. Um in den Körper zu gelangen, müssen die Bestandteile des Futters erst die Darmwand durchdringen. Erst dann sind sie im Körper.

Bei Meerschweinchen und Kaninchen wird das Futter im Maul mit den Schneidezähnen zunächst grob zerkleinert und dann weiter zu den Backenzähnen transportiert, wo es fein zermahlen und eingespeichelt wird. So bringt das Tier (oder auch der Mensch) Nahrung in eine Form, in der später Verdauungssäfte und Mikroben das Futter zur Aufnahme in den Körper aufbereiten. Sie erinnern sich: *Im Verdauungssystem leben zehnmal mehr Mikroben, als der Mensch oder das Tier Körperzellen hat.*

Beim Abschlucken gelangt der Futterbrei über die Speiseröhre in den Magen, wo er mit Verdauungsenzymen vermengt und aufgespalten wird. Der Magen von Meerscheinchen und Kaninchen zählt zu den einhöhligen, ist sehr dünnwandig und hat auch nur wenig Muskulatur. Der Futterbrei wird vom Magen in den Dünndarm weitergeleitet, wo sich der Gallengang und der Ausführungsgang der Bauchspeicheldrüse befinden.

Auch der Darm verfügt nur über wenig Muskulatur und wird als sogenannter „Stopfdarm" bezeichnet. Der Futterbrei wird also nicht durch Darmperistaltik weitergegeben, sondern durch nachkommende Nahrung. Hier kommen wir deshalb auch zu einem wichtigen Punkt: Kaninchen und Meerschweinchen dürfen nie hungern, da sonst keine Verdauung möglich ist.

Anschließend gelangt der Brei in den Dickdarm, wo Mikroben arbeiten, die vor allem auf die Aufspaltung von Zellulose spezialisiert sind. Eine wichtige Aufgabe kommt dem ersten Abschnitt des Dickdarms, dem Blinddarm, zu. Hier befinden sich Bakterien, die für die Aufspaltung und auch Bildung von Vitaminen lebensnotwendig sind. Hier wird der sogenannte Blinddarmkot gebildet. Er besteht aus Bakterien, Mukoproteinen, Spurenelementen und Vitaminen. Den Blinddarmkot nehmen die Tiere direkt beim Ausscheiden über den After wieder auf (sie fressen ihn also). Auf diese Weise können die Tiere aus zellulosereichem Futter alle für sie wesentlichen Nährstoffe selbst synthetisieren.

Übrigens: Damit die Darmflora funktioniert, muss der pH-Wert deutlich basisch sein (8-9). Bei Fütterung von rohfaserreicher Nahrung ist dies normalerweise auch gewährleistet. Werden jedoch bei der Fütterung zu viele zucker- und stärkehaltige Futtermittel gewählt, kann der pH-Wert stark absinken. Dies hat ein Absterben der physiologischen

Darmflora zufolge und unerwünschte Keime, wie z. B. Escherichia coli, können sich stark vermehren. Nur solange die erwünschten Mikroben in der Überzahl sind, sind die Tiere gesund.

2.3. Fütterung

Gerade bei der Fütterung von Kaninchen und Meerschweinchen werden sehr häufig ungewollt Fehler gemacht. Das große Angebot an Körnerfutter und Pellets verleitet den Tierhalter dazu, diese als artgerechtes Futter anzunehmen.

Sowohl Kaninchen als auch Meerschweinchen sind jedoch reine Pflanzenfresser, die sich in der Natur hauptsächlich von Grünfutter und dürrem Gras ernähren.
Raufutter in Form von Heu sollte deshalb das ganze Jahr über immer als Basis und in ausreichender Menge zur Verfügung gestellt werden. Heu dient erstens einer guten Verdauung und zweitens dem Abrieb der Zähne. Oft wird vermutet, dass sich die Zähne nur beim Knabbern an Ästen, hartem Brot oder gar Körnerfutter abnutzen würden. Tatsächlich ist es jedoch die kontinuierliche Mahlbewegung beim Kauen von Heu, welche die Zähne abnutzt und dafür sorgt, dass diese nicht zu lang wachsen.
Obst und Gemüse sowie Kräuter runden den Speiseplan von Meerschweinchen und Kaninchen wertvoll ab. Gerade Kräuter sind dabei ein wichtiger Baustein für die Gesundheit, da viele von ihnen wertvolle Heilmittel der Natur sind.

Frische oder getrocknete Kräuter sind reich an Vitaminen, Mineralien aber auch Proteinen. Getrocknetes Kraut, Blätter und Blüten können mit ins Heu oder als separater Futterzusatz gegeben werden. Viele getrocknete Kräuter enthalten größere Mengen Kalzium, was sich bei Tieren mit Nieren-/Blasenproblematik, Blasensteinen oder -gries ungünstig auswirken kann. In solchen Fällen sollten getrocknete Kräuter rationiert verfüttert werden (bis ca. 20 g pro 1 kg Körpergewicht).

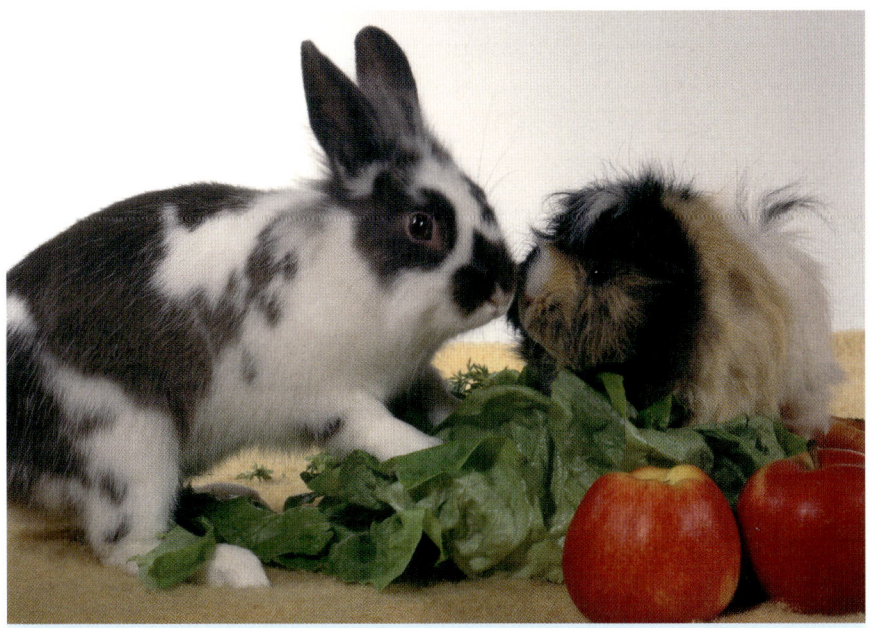

Salat und anderes frisches Obst und Gemüse sind Leckerli für unsere Kleinnager.
So wie Kinder nur kleine Mengen Schokolade als Leckerli bekommen, so gering dürfen die Mengen an Obst und Gemüse auch nur für die Kleinnager sein.

An frisches Saftfutter sollten die Tiere immer langsam gewöhnt, die Mengen müssen individuell ermittelt werden. Andernfalls kann es zu Fehlgärungen kommen, was wiederrum zu Blähungen, Durchfall etc. führen kann. Auch Wirsing-, Weiß- oder Rotkohl sollte nicht verfüttert werden (Blähungsgefahr), ebenfalls keine größeren Mengen an Salat.

Meerschweinchen und Kaninchen sind keine „Abfalleimer", und somit ist auch nicht jeder Küchenabfall zur Verfütterung geeignet. Das Grünfutter sollte auf keinen Fall mit Pflanzenschutzmitteln in Berührung gekommen sein oder am Rand von stark befahrenen Straßen abgepflückt werden. Vermeiden Sie Körnerfutter, Leckereien und Knabberstangen! Diese sind für die Fütterung gänzlich ungeeignet.

Wasser muss selbstverständlich rund um die Uhr frisch zur Verfügung stehen. Am besten eignen sich Keramikschälchen, da diese die physiologisch korrekte Kopfhaltung beim Trinken erlauben. Wasserspender/Trinkfläschchen haben den Vorteil, dass kein Schmutz ins Wasser gelangen kann, jedoch müssen die Tiere beim Trinken eine unphysiologische Haltung einnehmen.

Geeignete Futtermittel in der Übersicht

Raufutter:
Heu

Saftfutter:
Gras, Äpfel, Birnen, Erdbeeren, Möhren, geschälte Kohlrabi (wenn die Tiere nicht zu Verdauungsproblemen wie Blähungen neigen), Gurken, Salat, Fenchelknollen, Paprika, Pastinaken, Radieschenblätter, Sellerie

Kraftfutter (nur in ganz kleinen Mengen bzw. ab und zu!):
Sonnenblumenkerne, Fenchelsamen, Haferflocken, Dinkelflocken, Gersteflocken, Mais

Zusatzfutter:
Zweige von Obstbäumen oder Haselnuss-Sträuchern, Vitamin C

Kräuter und ihre Wirkung

Sauerampfer : adstringierend, blutbildend, blutreinigend, harntreibend (jedoch nur ab und zu in kleinen Mengen, da dieser Oxalsäure enthält)

Brennnessel, getr.: blutreinigend, blutbildend, harntreibend

Löwenzahn: blutbildend, blutreinigend, harntreibend, tonisierend

Hirtentäschel: adstringierend, entzündungshemmend, wehenfördernd

Beinwell: blutstillend, entzündungshemmend, wundheilend

Beifuß: galletreibend, appetitanregend, entkrampfend

Melisse: aufmunternd, beruhigend, entspannend, krampflösend

Kamille: beruhigend, entzündungshemmend, krampflösend

Basilikum: antibakteriell, harntreibend, krampflösend, tonisierend

Brombeerblätter: adstringierend, blutreinigend, harntreibend, tonisierend

Pfefferminze: antibakteriell, beruhigend, keimtötend, krampflösend

Spitzwegerich: antibakteriell, adstringierend, schleimlösend

Wiesensalbei: antibakteriell, adstringierend

Petersilie: harntreibend, krampflösend, schleimlösend, tonisierend

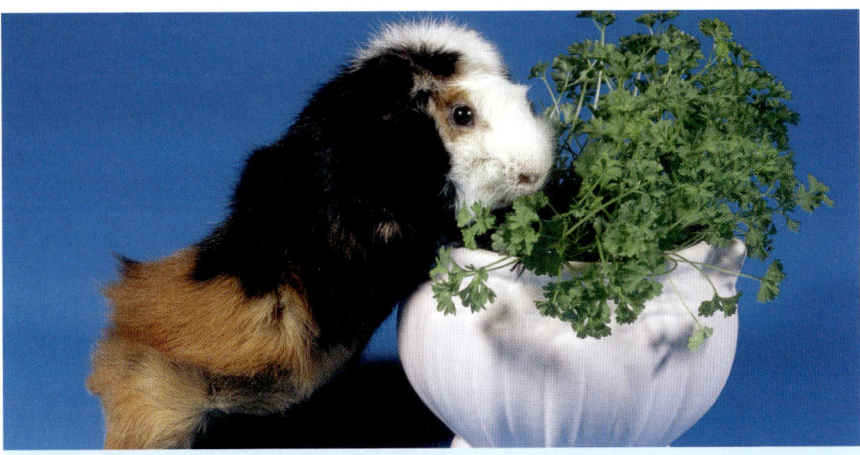

Petersilie - lecker und gesund

Was ist Phytotherapie?

Die Phytotherapie (Pflanzenheilkunde) ist eines der ältesten Therapieverfahren und besitzt ein großes Spektrum an Einsatzmöglichkeiten.

Jede Heilpflanze bildet während ihres Wachstums Stoffwechselprodukte, die sie speichert. Einige dieser Produkte sind von so großem Wert, dass die Pflanze durch sie zu einer Heilpflanze wird und auch therapeutisch eingesetzt werden kann.

Neben diesen Stoffen enthält jede Pflanze auch noch indifferente Stoffe, die sog. Ballaststoffe (diese beeinflussen die Resorption der Wirkstoffe erheblich). Diese indifferenten Stoffe werden in 4 Hauptgruppen eingeteilt:

Gerbstoffe:
- *binden Eiweißstoffe und überführen sie in widerstandsfähige, unlösliche Stoffe*
- *Wirkung: reizmildernd, entzündungswidrig, schwach lokalanästhetisch, sekretionshemmend, trocknend auf Haut und Wunden*
- *äußerlich: Wunden, Verbrennungen, Entzündungen des Mundes und Rachenraums*
- *innerlich: Magen- und Darmkatarrh, Gastritis, Diarrhoe, Antidot (Gegenmittel) bei Alkaloid- und Schwermetallvergiftung*
- *Achtung: Hohe Gerbstoff-Konzentrationen sind brechreizerregend, reizen die Magenschleimhaut.*

Bitterstoffe:
- gehören chemisch keiner einheitlichen Stoffklasse an
- werden wegen des intensiven bitteren Geschmacks zur Stimulierung der Speichel-, Magen- und Gallensekretion verwendet

Saponine:
- sind pflanzliche Glykoside, die zusammen mit Wasser stark schäumen
- dürfen nicht in die Blutbahn gelangen, da sie eine starke Hämolysewirkung haben (Abbau roter Blutkörperchen) und damit sehr giftig sind
- in der Heilkunde verwendet als
    - Expektorantien (wirken auswurffördernd)
    - Diuretika (wirken entwässernd)
    - Reinigungs- und Schleimhautreizmittel

Ätherische Öle:
- ätherisch-flüchtige Eigenschaft
- sind im Wasser nicht löslich, bei Wärme verdampfen sie leicht

Bei der Verabreichung von pflanzlichen Drogen ist Folgendes zu beachten:

Art des Tieres, Art der Erkrankung, Zustand des Patienten, Geschmacksempfindung des Tieres, Toxizität der Droge, voraussichtliche Applikationsdauer und die Applikationsart.

Zubereitungsformen von Heilpflanzen, Rohdrogen

Unter Drogen versteht man Pflanzen oder Pflanzenteile, die bestimmte Stoffe enthalten, mit denen eine medizinische Wirkung erzielt werden kann, wenn sie in den Körper gelangen.

Diese Drogen können bei Tieren normalerweise in allen möglichen Formen roh (meist jedoch in getrocknetem Zustand) verabreicht werden.

Folgende Pflanzenteile finden sich als Droge in den Arzneibüchern:

- *Herba – Kraut*
- *Folium – Blatt*
- *Flos – Blüte*
- *Radix – Wurzel*
- *Rhizoma – Wurzelstock*
- *Bulbus – Zwiebelkuchen*
- *Tuber – Wurzelknollen*
- *Semen – Samen*
- *Fructus – Frucht*
- *Cortex – Rinde*
- *Lignum – Kernholz*

Auszüge aus Drogen, also Pflanzen(-teilen) bezeichnet man als „Galenische Präparate". Die wichtigsten galenischen Präparate sollen hier aufgezählt werden:

- *Extrakt – eingedickter Auszug*
- *Fluidextrakt – flüssiges medizinisches Präparat (konzentrierte Tinktur)*
- *Tinktur – bestimmte Menge getrockneter Pflanzenteile mehr oder weniger lange mit einem flüssigen Lösungsmittel zusammengegeben*
- *Urtinktur – Ausgangsprodukt für homöopathische Arzneimittelherstellung*
- *Sirup – Lösung von Zucker in Wasser*
- *Saft – ausgepresster Saft aus frischen Pflanzen*
- *Dekokt – bestimmte Menge einer Droge in kaltem Wasser für eine bestimmte Zeit angesetzt und erst dann zum Kochen gebracht*
- *Infus (Tee) – Aufguss von heißem oder kochendem Wasser*
- *Mazerat – Auszug der Wirkstoffe aus einer Droge mittels warmen oder kalten Flüssigkeiten*

Zubereitung und Einnahme

Wie bereits erwähnt, eignen sich für die Anwendungen am Tier hauptsächlich frische oder getrocknete Kräuter bzw. der daraus hergestellte Tee. Beides kann man über das Trinkwasser oder mit dem Futter verabreichen.

Zu beachten ist, dass sich jedoch nicht immer alle Kräuter zur direkten Verfütterung eignen und deshalb allgemein die Zubereitung eines Tees meist am sinnvollsten ist. Bei vielen Pflanzen können nur im überbrühten Zustand die wichtigen Wirkstoffe gelöst und dann auch aufgenommen werden.

2.4.   Haltung

Im Tierschutzgesetz sind sogenannte „Mindestanforderungen" an die Haltung jeder einzelnen Tierart festgelegt. Jedoch kann bei den Mindestanforderungen noch lange nicht die Rede von artgerechter Haltung sein.
Beim Meerschweinchen zum Beispiel wäre die Mindestgröße für einen Käfig 70 x 60 x 50 cm und beschreibt meistens die im Zoohandel gängigen Gitterkäfige mit Plastikwanne.

Möchte man seinen Meerschweinchen jedoch ein artgerechtes Platzangebot bieten, so sollte man mit einer Bodenfläche von 0,50 m² pro Tier (bei kleineren Gruppen 1m²) mit stundenweisem Auslauf rechnen. Sollen Kaninchen dauerhaft in einem Gehege untergebracht werden, sind 2-3 m² Grundfläche pro Kaninchen einzurechnen, wenn sie zusätzlich jeden Tag Auslauf bekommen.

Meerschweinchen und Kaninchen sollten ihre natürlichen Verhaltensweisen ausleben dürfen. Rennen, buddeln, springen und natürlich Sozialkontakte gehören dabei unbedingt dazu. Es muss Platz für getrennte Futterplätze und Toiletten geben, jedes Tier sollte sein eigenes Schlafhäuschen bzw. seine eigene Schlafhöhle haben.

Ein wichtiger Aspekt bei der Haltung ist auch der, dass die Tiere niemals einzeln gehalten werden dürfen. Da Meerschweinchen und Kaninchen von Natur aus in Verbänden bzw. Gruppen leben, sollten sie auch als Haustier immer wenigstens zu zweit gehalten werden. Dies jedoch auch nur innerartlich! Ein Meerschweinchen ist kein Partner für ein Kaninchen und umgekehrt. Nur innerhalb der eigenen Art fühlen sich die Tiere wohl und nehmen keinen Schaden.

Haltungsmodelle können noch in Innen- und Außenhaltung unterschieden werden, sowie in unterschiedliche Käfig- bzw. Stallmodelle.

Werden die Tiere in der Wohnung gehalten, sollte auf jeden Fall ausreichend Platz vorhanden sein. Käfige bitte nicht vor die Heizung stellen oder in Bereiche, in denen es Zugluft geben kann. Die Möglichkeit, im Sommer wenigstens stundenweise in einem Auslauf an die frische Luft zu kommen, wäre optimal.

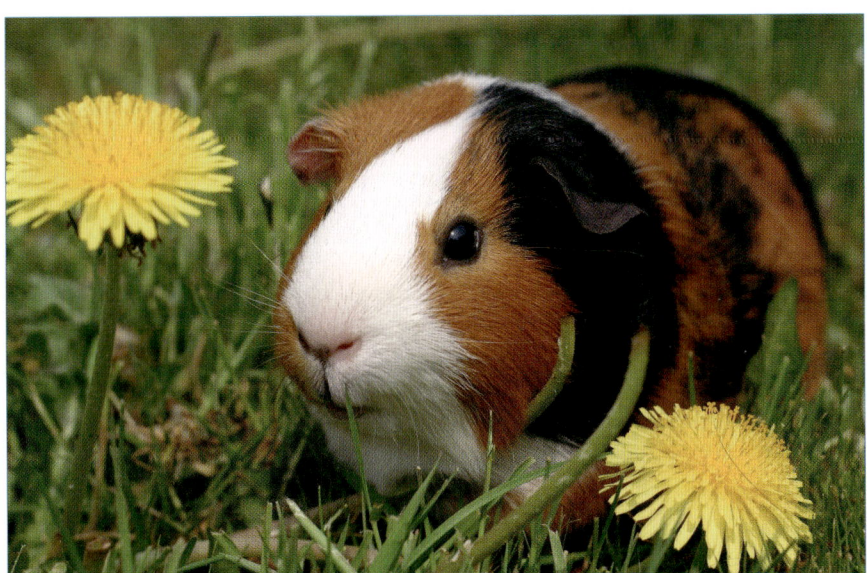

Frische Luft, Sonne und unbelastete Gräser und Kräuter sind die natürliche Umgebung für Meerschweinchen. Achten Sie im Freigehege immer auch darauf, dass die Tiere sich schnell verstecken können, wenn sie Gefahr empfinden.

Sowohl Kaninchen als auch Meerschweinchen können ganz- oder halbjährlich draußen gehalten werden. Die Tiere müssen dabei im Laufe des Sommers an die Außenhaltung gewöhnt werden, frühestens aber, wenn nachts kein Bodenfrost mehr auftreten kann.

Bei ganzjähriger Außenhaltung sollte die Gruppe möglichst nicht kleiner als vier Tiere sein, damit sie sich gegenseitig Wärme spenden können. Auch dürfen nur Tiere, die gesund und nicht tragend sind, den Winter über im Freien bleiben. Schutzhütten müssen unbedingt isoliert werden. Diese Regeln gelten übrigens auch, wenn die Außenhaltung auf einem Balkon praktiziert wird.

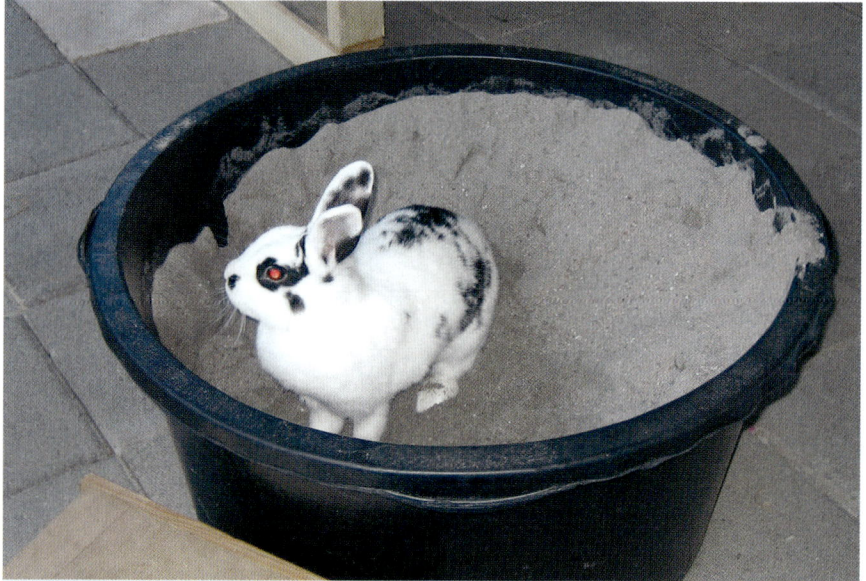

Scharren im Sand ist artgerecht. Hier eine besonders praktische Lösung, die auch nicht zu viel Arbeit macht.

Tiere, die ganzjährig draußen gehalten werden, sollten im Winter nicht in die beheizte Wohnung getragen werden, auch nicht kurz zum Spielen oder Ähnlichem! Die starken Temperaturschwankungen können den Tieren gesundheitlich schaden und sie könnten sich erkälten. Wenn jedoch ein Tier aufgrund vorausgegangener Erkrankung oder Trächtigkeit ins Haus geholt werden muss, so sollte dies langsam geschehen. Zum Beispiel kann das betroffene Tier zunächst in einem kühleren Raum untergebracht und dann die Temperatur langsam gesteigert werden.

Auch im Sommer kann es Probleme mit der Temperatur geben. Starke Sonneneinstrahlung kann zu Überhitzung und damit zu lebensbedrohlichen Situationen für die Tiere führen. Gehege müssen entsprechend davor geschützt werden. Bei der Gestaltung des Geheges und Auslaufs muss also an jedes Wetter gedacht werden; es muss Schutz vor Wind, Regen und Sonne geben.

Gleich, welche Haltungsform für Ihre Tiere möglich ist, der Kreativität bei der Gestaltung von individuellen und abwechslungsreichen Gehegen sind keine Grenzen gesetzt. Es gibt viele Möglichkeiten, schöne Käfige selbst zu bauen. Ein schönes Haltungs-Beispiel finden Sie im Kapitel „Fallbeispiele" auf Seite 109 in diesem Buch.

Dass Käfige und Gehege täglich gesäubert werden müssen, ist eigentlich selbstverständlich. Als Einstreu eignen sich zum Beispiel feine Hobelspäne (unbehandelt), Strohpellets, Hanfstreu, Leinstreu und dazu noch eine Lage Stroh. Die Hobelspäne, Strohpellets, Hanfstreu und Leinstreu dienen überwiegend dazu, den Urin aufzusaugen. Deswegen ist es sinnvoll, etwas EM darüber zu sprühen, weil der Urin sich schnell zusetzt und unangenehmen Geruch verursachen kann. Die Mikroben im EM verstoffwechseln das Ammoniak, welches nach einiger Zeit freigesetzt wird, sodass kein übler Geruch entsteht.

Da Kaninchen und Meerschweinchen sehr empfindliche Riechorgane haben, sollte dafür gesorgt werden, dass kein Ammoniakgeruch entsteht. Das Stroh dient den Tieren auch als Futter.

3. Ratten, Mäuse, Hamster

3.1. Anatomie und Physiologie

Ratten

Die bei uns als Haus-
tiere gehaltenen Farbrat-
ten gehören zu den Na-
getieren und sind eine
Unterordnung der Mäu-
severwandten. Die Far-
bratte stammt von der
eigentlichen Ratte bzw.
Wanderratte ab.

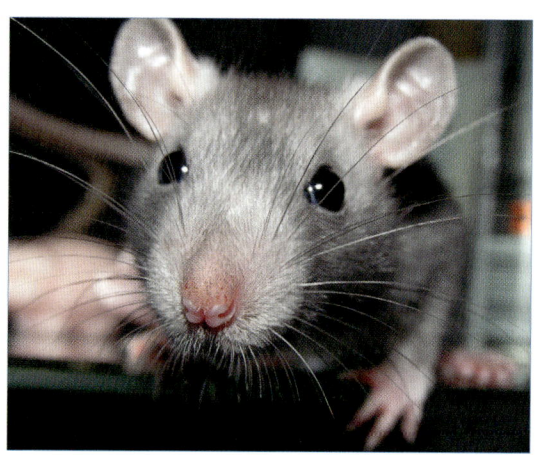

Trotz vieler Vorurteile gegenüber Ratten werden sie als Haustiere bei
uns immer beliebter, da sie sehr anhängliche, kluge und gelehrige
Tiere sind. Im Gegenteil zu den freilebenden Ratten sind sie, im Haus
gehalten, auch sehr saubere Tiere und keine Krankheitsüberträger.

Ratten leben von Natur aus in großen Rudeln zusammen. Sie können
im Durchschnitt 2 bis 3 Jahre alt werden und erreichen eine Größe
von 22 – 26 cm Länge, wobei der Schwanz nicht mitgemessen wird.

Weibchen wiegen ca. 200 bis 400 g, Böcke zwischen 250 und 500g,
je nach Größe und Ernährungszustand. Es gibt verschiedenste Farbvarianten. Die Körpertemperatur einer gesunden Ratte beträgt 36,5 -
37,9 °C. Ihre Atemfrequenz ca. 80 – 140 Züge und die Herzfrequenz
ca. 280 - 450 Schläge pro Minute.

Ratten sind zwischen der 4. und 6. Woche fortpflanzungsfähig und sollten entsprechend nach der 4. Woche nach Geschlechtern getrennt werden.

Durch ihre seitlich angebrachten Augen haben Ratten einen relativ guten Rundumblick, dafür jedoch kein räumliches Seh- und Farbseh-vermögen. Bewegungen dagegen können sie gut wahrnehmen und auch Ihr Gehör ist gut ausgebildet. Ratten verständigen sich übrigens vorwiegend im Ultraschallbereich, also einem Bereich, den der Mensch nicht mehr hören kann.

Mit ihrem ausgesprochen guten Geruchssinn nehmen Ratten sehr differenzierte Gerüche wahr und verständigen sich über gelegte Duft-spuren. Ebenso ausgeprägt ist der Geschmackssinn. Mit ihrem hoch entwickelten Gleichgewichtsorgan im Innenohrbereich können Ratten sehr gut balancieren, mit den Tasthaaren (Vibrissen) sind sie auch bei Dunkelheit fähig, ihre Umgebung gut wahrzunehmen.

Die 4 Schneidezähne der Ratte wachsen ständig nach und haben eine starke gelblich bis orange Zahn-schmelzauflage. Oben und unten hat die Ratte jeweils 6 Backenzähne, die jedoch nicht nachwachsen.

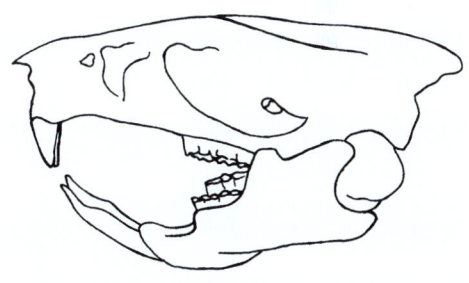

Gebiss der Ratte

Die Füße besitzen 4 Zehen an der Vorhand und eine nur rudimentär vorhandene 5. Zehe sowie 5 Zehen an der Hinterhand.

Mäuse

Die als Haustier beliebte Farbmaus gehört zur Familie der Mäuse, Ordnung der Nagetiere mit der Unterordnung Mäuseverwandte.

Die Familie der Mäuse umfasst ca. 500 Arten und wird nochmals in ungefähr 100 Gattungen unterteilt. Sie ist damit die artenreichste Familie der Säugetiere.

Ursprünglich lebte die Maus in den Steppen und Halbwüsten des Mittelmeergebietes und Südostasiens, schloss sich aber wohl schon vor ca. 8000 Jahren dem Menschen an, als dieser mit dem Ackerbau begann. Seine Kornkammern wurden dabei schnell eine neue Nahrungsquelle für die Maus.

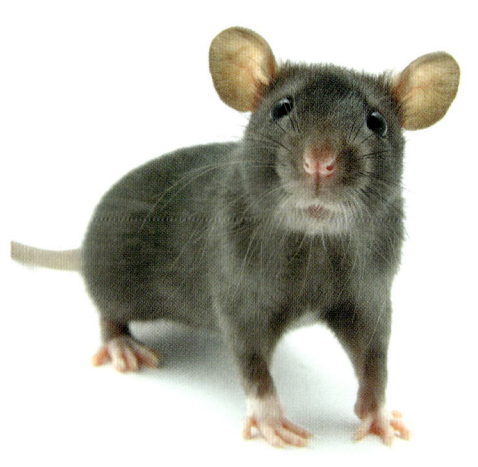

Als Haustier gibt es die Farbmaus in den verschiedensten Farbvarianten. Farbmäuse werden ca. 8 – 11 cm (ohne Schwanz) groß und wiegen ungefähr 25 – 50 g. Im Durchschnitt kann die Farbmaus 1 ½ bis 2 ½ Jahre alt werden.

Mäuse haben eine reguläre Körpertemperatur von 38,5 - 39,3 °C. Die Atemfrequenz liegt bei 100 – 200 Zügen und die Herzfrequenz bei 300 – 800 Schlägen pro Minute.

Mit ca. 28 – 46 Tagen werden Mäuse geschlechtsreif und sollten deshalb ab der 4. Woche nach Geschlechtern getrennt werden.

Auch Mäuse haben durch die seitlich angebrachten Augen einen guten Rundumblick, jedoch fast kein räumliches Sehvermögen. Eventuell können sie rot und gelb als Farben erkennen. Auch Bewegungen nehmen sie gut wahr.

Mit ihrem ausgesprochen guten Geruchssinn nehmen sie sehr differenziert Gerüche wahr und verständigen sich über gelegte Duftspuren.

Das Gleichgewichtsorgan ist wie bei Ratten sehr ausgeprägt und mit den Tasthaaren (Vibrissen) können sie auch bei Dunkelheit ihre Umgebung gut wahrnehmen.

Mäuse haben ein sehr gutes Gehör, sie können ihre Ohren unabhängig voneinander in alle Richtungen drehen. Auch Mäuse verständigen sich überwiegend im Ultraschallbereich.

Mäuse besitzen 4 ständig nachwachsende Schneidezähne mit einer starken, gelblichen Zahnschmelzauflage. Im Ober- und Unterkiefer gibt es noch je 6 nicht nachwachsende Backenzähne.

Die Vorhand zählt 4 Zehen und eine rudimentär vorhandene fünfte Zehe. An der Hinterhand befinden sich 5 Zehen.

Hamster

Hamster werden unterschieden in Großhamster, Mittelhamster und Zwerghamster. Sie gehören zur Familie der Wühler, Ordnung der Nagetiere bzw. Unterordnung der Mäuseverwandten. Als Haustier beliebt ist vor allem der zu den Mittelhamstern zählende Syrische Goldhamster. Dieser stammt ursprünglich aus der Hochebene von Aleppo in Nord-Syrien.

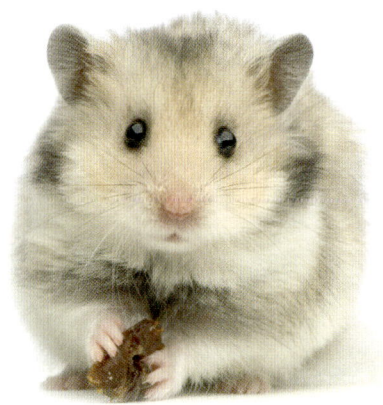

Außerdem sehr beliebt sind bei uns der Dsungarische Zwerghamster und der Roborowski Zwerghamster. Der bekannte Teddyhamster ist übrigens eine langhaarige Variante des Mittelhamsters.

Alle bei uns bekannten Goldhamster stammen von Tieren ab, die Professor Aharoni 1930 eingefangen und deren Nachzuchten er an Zoos und Universitäten geschickt hat.

Bei uns in Deutschland gibt es nur eine freilebende Hamsterart, den Feldhamster. Dieser ist der einzige Vertreter der Gattung Großhamster.

In der Natur lebt der Goldhamster auf freiem Feld. In seiner Heimat gilt er als Schädling, da er sich seine Nahrung auf den Feldern der Menschen sucht.

Hamster sind vor allem nachtaktiv, da es im Sommer tagsüber zu heiß für ihn ist. Die Kälte des Winters verschlafen die Goldhamster in ihren Nestern.

Der Hamster als Haustier hält dagegen normalerweise keinen Winterschlaf, da in Wohnungshaltung die Temperaturen immer gleich bleiben. Trotzdem kann es immer wieder einmal vorkommen, dass die Tiere (vor allem im Frühjahr) in den Winterschlaf fallen.

Hamster sind Einzelgänger und auch in Heimtierhaltung vorwiegend nachtaktiv. Dies sollte unbedingt berücksichtigt werden, da die Tiere andernfalls krank werden können. Ein extrem aktiver Hamster (bei Tag) ist oft ein Hinweis darauf, dass sich das Tier in seiner Umgebung nicht richtig wohlfühlt.

Gemeinschaftlich gehalten werden können im Ausnahmefall nur die relativ friedlichen Teddyhamster oder Zwerghamster, und auch das muss man erst ausprobieren.

Der Goldhamster wird ca. 15 – 19 cm lang und 80 – 160 g „leicht". Durchschnittlich werden die Tiere 2 – 4 Jahre alt, können aber auch älter werden. Die normale Körpertemperatur beträgt 36,8 bis 38 °C. Der Goldhamster hat eine Atemfrequenz von 35 bis 135 Zügen und eine Herzfrequenz zwischen 200 und 500 Schlägen pro Minute. Geschlechtsreif sind die Tiere ungefähr zwischen dem 32 – 42 Lebenstag.

Vorne haben die Hamster oben und unten je zwei ständig nachwachsende Nagezähne mit einer starken, gelblichen Zahnschmelzauflage. Dazu je sechs nicht nachwachsende Backenzähne, die fest mit langen Wurzeln verankert sind. Dort können die Hamster übrigens auch Karies bekommen.

In den Flanken haben Hamster die sogenannten Seitendrüsen, schwarz pigmentierte Talgdrüsen, die der Reviermarkierung dienen.
Die Sinnesleistungen sind denen der Ratten und Mäuse sehr ähnlich.

Eine anatomische Besonderheit des Hamsters sind die sehr dehnbaren Backentaschen. In diesen „hamstern" die Tiere Futter, welches dann ins Nest weitertransportiert wird. Die Backentaschen stellen eine Erweiterung der Maulhöhle dar und haben eine Öffnung zum Maul hin. Im hinteren Teil sind sie jedoch durch eine Haut vom Maul getrennt.

3.2.   Das Verdauungssystem

Das Thema Verdauungssystem wurde ja bereits in Kapitel 2.2. behandelt. Hier noch einmal eine kleine Zusammenfassung mit gesonderten Hinweisen zum Hamster.

Im Maul wird die Nahrung zunächst zerkleinert und eingespeichelt. Vom Maul aus wird die Nahrung dann durch die Speiseröhre in den Magen weitergeleitet.

Der Magen des Hamsters besteht aus zwei Kammern: Vormagen und Hauptmagen (Drüsenmagen). Eine muskulöse Verengung teilt beide Bereiche voneinander.
Im Vormagen wird die Nahrung vermengt und durch Mikroorganismen aufgespalten. Im Hauptmagen findet dann durch verschiedene Enzyme eine weitere Aufspaltung statt.

Vom Magen aus gelangt die Nahrung dann in den Zwölffingerdarm, wo auch Gallengang und Ausführungsgang der Bauchspeicheldrüse zu finden sind. Im anschließenden Leerdarm werden die gelösten Futterbestandteile aufgenommen. Es folgen Hüftdarm mit großem Blindarm, Grimmdarm und anschließend Mastdarm. Dort wird dem Speisebrei die Flüssigkeit entzogen.

Der Verdauungstrakt der kleinen Nager ist hauptsächlich auf eine pflanzliche Nahrung eingestellt. Sie sind sogenannte „Enddarmfermentierer". Das bedeutet, dass sie in ihrem Blinddarm mittels symbiotischer Bakterien auch Zellulose aufschließen können. Auch der Grimmdarm ist für diesen Vorgang konzipiert.

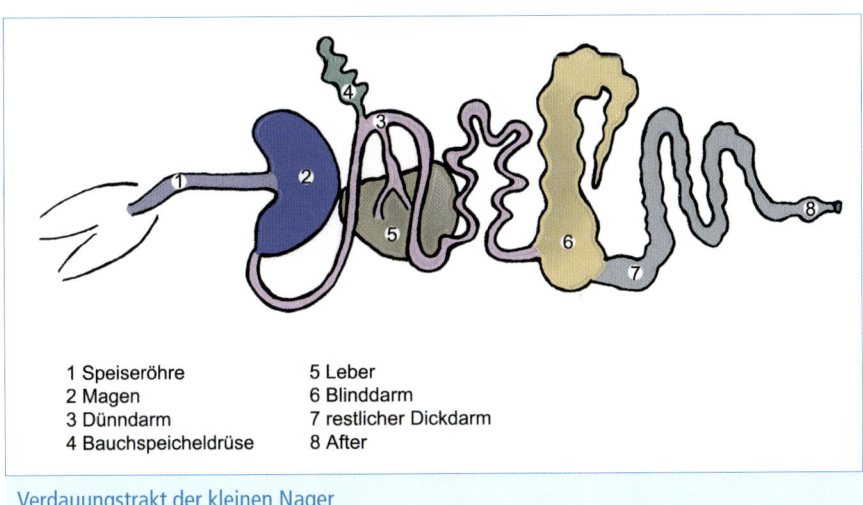

1 Speiseröhre	5 Leber
2 Magen	6 Blinddarm
3 Dünndarm	7 restlicher Dickdarm
4 Bauchspeicheldrüse	8 After

Verdauungstrakt der kleinen Nager

3.3.   Fütterung

Die kleinen Nager haben, anders als Kaninchen und Meerschweinchen, einen etwas umfangreicheren Speiseplan.

Als Grundfutter dienen Mischfuttermittel, welche überwiegend aus Getreide, Nüssen und Sämereien bestehen.

Faserreiche Futtermittel wie Luzerne, getrocknetes Gemüse, Getreide und Samen, sollten je nach Tierart so kombiniert werden, dass der Nährstoffbedarf gedeckt ist. Faserreiche und nicht zu stark zerkleinerte Futtermittel wie Heu oder Grünpflanzen, sind außerdem wichtig und werden nicht nur für die Verdauungsvorgänge benötigt, sondern auch für die Abnutzung der ständig wachsenden Zähne. Zusätzlich zum Grundfutter sollte Saftfutter in Form von frischem Obst und Gemüse angeboten werden.

Die meisten Nager ernähren sich rein vegetarisch. Da aber sowohl Hamster als auch Ratten in freier Natur auch Insekten fressen, benötigen sie ein- bis zweimal pro Woche eine zusätzliche Gabe von Protein, wie z. B. Mehlwürmer oder Quark. Auch Mäuse können ein- bis zweimal in der Woche Proteine zugefüttert bekommen.

Eine tägliche Kontrolle der Futtermittel (vor allem beim Hamster) sollte unbedingt erfolgen, um verdorbene Anteile zu entfernen und so Krankheiten vorzubeugen.

Viele Leckereien, wie z.B. Knabberstangen, Joghurtdrops, spezielles Gebäck für Nager und Ähnliches, sind für die Fütterung ungeeignet. Sie enthalten zu viel Zucker und sind vor allem in größeren Mengen nicht empfehlenswert. Sie machen dick und schaden nicht nur der Verdauung, sondern sind auch Anlass für Störungen der Funktion der Bauchspeicheldrüse (Zuckerkrankheit).

Auch wenn die Tiere ihren Wasserbedarf oft schon über frisches Saftfutter decken, muss grundsätzlich ein Wassernapf oder eine Wasserflasche im Gehege vorhanden sein. Wasser sollte natürlich täglich gewechselt werden.

Geeignete Futtermittel in der Übersicht:

Kraftfutter
Grassamen, Sonnenblumenkerne, Kürbiskerne, Hirse, Haferflocken, Nüsse (nur in geringen Mengen)

Raufutter
Heu

Saftfutter
Gras, Äpfel, Möhren, Fenchelknollen, Sellerie

Zusatzfutter
Zweige von Obstbäumen oder Haselnuss-Sträuchern

Proteine
Mehlwürmer, Grillen, Heuschrecken, hartgekochtes Ei, Quark

Hinweis:
Grundfutter (Kraftfutter) bietet der Handel auch häufig schon als fertige Mischungen. Achten Sie dabei jedoch auf natürliche Zutaten und abwechslungsreiche Zusammensetzung. Es sollten keine Zusätze wie Zucker oder Melasse enthalten sein.

Kräuter und ihre Wirkung

Sauerampfer: adstringierend, blutbildend, blutreinigend, harntreibend
Brennnessel, getr.: blutreinigend, blutbildend, harntreibend
Löwenzahn: blutbildend, blutreinigend, harntreibend, tonisierend
Hirtentäschel: adstringierend, entzündungshemmend, wehenfördernd
Beinwell: blutstillend, entzündungshemmend, wundheilend
Melisse: aufmunternd, beruhigend, entspannend, krampflösend
Kamille: beruhigend, entzündungshemmend, krampflösend
Brombeerblätter: adstringierend, blutreinigend, harntreibend, tonisierend
Pfefferminze: antibakteriell, beruhigend, keimtötend, krampflösend
Spitzwegerich: antibakteriell, adstringierend, schleimlösend
Petersilie: harntreibend, krampflösend, schleimlösend, tonisierend

3.4.   Haltung

Zunächst müssen wir noch einmal aufgreifen, dass Ratten und Mäuse in Gruppen leben und deshalb auch nicht einzeln, sondern immer mindestens zu zweit gehalten werden sollten. Der Hamster dagegen ist ein Einzelgänger und sollte, bis auf wenige Ausnahmen, nicht vergesellschaftet werden. Dies ist die erste Grundvoraussetzung für die Haltung unserer kleinen Nager.
Bei der Gruppenhaltung von Ratten können reine Bockgruppen, Weibchengruppen oder auch gemischte Gruppen problemlos gehalten werden. Gemischte Gruppen sollten jedoch nur gehalten werden, wenn alle Böcke kastriert sind!

Eine Vergesellschaftung von Ratten ist jedoch nicht immer ganz leicht und braucht manchmal etwas Zeit.

Bei Mäusen kann es bei einer reinen Bockhaltung auch nach länger Zeit noch zu Rangkämpfen und gefährlichen Reibereien kommen. Deshalb sollten die Tiere in jedem Fall kastriert werden und am besten einzeln mit Weibchen oder mit anderen kastrierten Böcken vergesellschaftet werden.

Viele Gehege, die Sie über den Zoofachhandel erhalten, bilden leider nur die Mindestanforderungen an die Tierhaltung.

Für Mäuse sind das meist Käfige mit den Grundmaßen 80 (L) x 50 (B) x 40 (H) cm und für Hamster 40 (L) x 100 (B) x 50 (H) cm. Dies macht jedoch keine wirklich artgerechte Haltung möglich.

Hamster und Mäuse sind Tiere mit großer Bewegungsfreude, das heißt, sie laufen, klettern und buddeln gerne. Diese Bedürfnisse müssen entsprechend erfüllt werden. Gestalten Sie deshalb großzügige Gehege mit Platz für mehrere Häuser und/oder Höhlen, eventuell mehrere Etagen mit Klettergelegenheiten und ausreichend Einstreumöglichkeit.

Als Gehege kommen verschiedene Modelle in Frage, die alle jeweils ihre Vor- und Nachteile haben.

Käfig mit Gitter (gerne auch als Eigenbau) ist eine sehr zu empfehlende Variante. Die Tiere können bei vorhandenen Türen von vorne herausgenommen werden. Etagen, Hängematten, Trinkflaschen etc. können an den Gitterstäben einfach installiert werden. Die Gitterstäbe bieten zudem eine zusätzliche Klettergelegenheit. Außerdem ist ein ausreichender Luft- und Wärmeaustausch möglich.

Nachteilig ist jedoch, dass häufig Einstreu herausfällt und deshalb nicht so hoch eingestreut werden kann. Auch die Gefahr des Ausbrechens oder Steckenbleibens der Tiere bei zu großen Gitterabständen besteht.

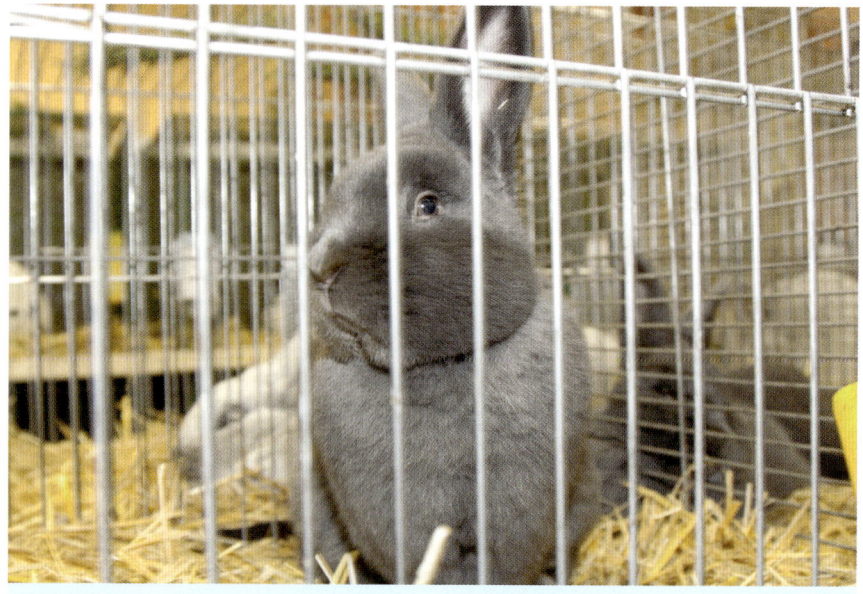

Das ist ein Ausstellungskäfig, nicht geeignet für die Haltung.

Terrarien und Plastikkäfige sind weniger empfehlenswert. Es entsteht natürlich wenig Verschmutzung, weil keine Streu herausfallen kann, und es gibt keine störenden Gitterstäbe. Plastikkäfige sind zudem meist sehr günstig.

Leider haben wir bei dieser Variante jedoch nur einen sehr schlechten Luft- und Wärmeaustausch und die Terrarien müssten sehr groß sein, um eine entsprechende Belüftung sicherzustellen. Etagen, Klettermöglichkeiten und Trinkflaschen können nur schwer befestigt werden. Bei Plastikgehegen besteht zudem die Gefahr des Anfressens von Plastikteilen.

Bei Terrarien ist es jedoch leicht möglich, diese umzubauen, indem Glastüren einfach durch Gittertüren ausgetauscht werden.

Für Mäuse kann man sogenannte **„Mäuseburgen"** auf einem Tisch selbst bauen. Da Mäuse Höhe nur schwer einschätzen können, springen sie nicht vom Tisch hinunter. Trotzdem besteht natürlich immer die Gefahr, dass doch einmal eine Maus herunterfällt.

Die Mindestanforderungen an einen **Rattenkäfig** sind 50 (B) x 80 (L) x 80 (H) cm, mit Etagen, wenn darin 2 bis 3 Tiere gehalten werden sollen. Am besten geeignet sind jedoch große Volieren, in denen kleine Rudel von bis zu 4 Tieren Platz finden. Mindestmaße dafür sind 80 x 80 x 150 cm.

Bei größeren Volieren mit einer Höhe über 80 cm sollten zudem möglichst durchgehende oder versetzt angebrachte Zwischenböden eingebaut werden, damit die Tiere nicht fallen können.

Auch Ratten klettern gern, deshalb sollte man bei der Käfiggestaltung auch auf dieses Bedürfnis eingehen. Generell halten sich Ratten gerne in höheren Etagen auf.

Gitterstäbe bei Gehegen sollten nicht weiter als 1 – 1,2 cm auseinander liegen, da die Tiere sonst versuchen, sich hindurchzuquetschen.

4. Häufigste Erkrankungen und Behandlungsvorschläge

Dieses Kapitel widmet sich nun den häufigsten Erkrankungen unserer kleinen Heimtiere. Mit der Aufteilung in Symptome, häufigste Ursachen und Behandlungsansätze möchten wir Ihnen, liebe Tierbesitzer, einen Leitfaden an die Hand geben, der Sie in die Lage versetzt, diese Erkrankungen zu erkennen. Mit den hier vorgeschlagenen naturheilkundlichen Therapien können Sie Erste Hilfe bei Ihren kleinen Lieblingen leisten und in vielen Fällen eine Beschwerdefreiheit erzielen. Sollten Sie sich jedoch einmal unsicher sein oder kommt es nicht innerhalb von 1 – 3 Tagen (je nach Fall) zu einer Besserung der Symptomatik, zögern Sie bitte in keinem Fall, einen Tierarzt oder Tierheilpraktiker aufzusuchen.

4.1. Abszess

Der Abszess beschreibt eine Eiteransammlung in einer durch krankhafte Vorgänge entstandenen Körperhöhle im Gewebe. Diese kann unterschiedliche Ausmaße annehmen.
Ein Abszess kann in fast allen Geweben und Organen vorkommen.

Symptome

Es gibt sogenannte „heiße" Abszesse mit infektiösem Prozess mit Rötung, Schwellung, Wärme und Schmerz. Diese Form des Abszesses hat eine Tendenz zum Durchbruch nach innen oder außen.

Außerdem gibt es den „kalten" Abszess, welcher nur geringe Entzündungzeichen hat und durch eine dicke Bindegewebskapsel auffällt.

Da es sich hierbei um einen chronischen Prozess handelt, zeigt er kaum Durchbruchstendenzen.

Neben diesen beiden Formen gibt es noch den sterilen (oder aseptischen) Abszess, der sich nach Injektionen bilden kann.
Je nach Lokalisation, Größe bzw. Umfang und Art kann es zudem zu einer Störung des Allgemeinbefindens sowie Fieber kommen.

Häufigste Ursachen

- Fremdkörper
- im Anschluss an eine infizierte Wunde
- Infizierung eines sterilen Prozesses, wie z. B. Zyste, Hämatom (Bluterguss) oder Serom (Ansammlung von Wundsekret in Gewebehohlraum)

Behandlungsansätze

Im Vordergrund steht die Reifung und Eröffnung des Abszesses. Dabei können durchblutungsfördernde und wärmende Salben nützlich sein. In manchen Fällen kann eine chirurgische Eröffnung oder eine Punktion mit Spülung des Abszesses nötig werden.

Homöopathisch

- Hepar sulfuris D3: Förderung der Reifung
- Myristica sebifera D4: Beschleunigung reifer Abszesse, Hilfsmittel zur Eröffnung („homöopathisches Messer")
- Silicea D12: bei chronischen Eiterungen
- Mercurius solubilis D6: bei schmerzhaften Eiterprozessen

Schüßler-Salze

- Ferrum phosphoricum: bei Hautentzündungen
- Silicea: beschleunigt den Reifeprozess bei Abszessen
- Calcium sulfuricum: erleichtert das Abfließen von Eiter bei Abszessen; bei subakuten eitrigen Prozessen

Pflanzlich, äußerlich

- warme Leinsamenpackung
- warme Heublumensäckchen
- Kamillensalbe
- Zink-Lebertransalbe

Die Wirkung der Pflanzen kann durch Zugabe von etwas EM-Keramikpulver und/oder auch etwas EM (untergemischt) verstärkt werden. Davon berichten Anwender immer wieder.

Fütterung

- Effektiven Mikroorganismen und/oder Bokashi: zur Unterstützung des Abwehrsystems

4.2. Augenentzündung

Die Augenentzündung, auch Konjunktivitis genannt, ist eine Entzündung der Lidbindehäute des Auges. Es wird in akute und chronische Entzündungen unterschieden.

Symptome

Meist tränt das betroffene Auge (auch beide) und man sieht entsprechend eine deutliche Tränenspur und Verklebungen der Lider. Der Ausfluss kann durchsichtig, weißlich, gelblich oder auch grünlich sein. Dazu kommt häufig eine Schwellung des Auges, Juckreiz und Lichtscheue.

Häufigste Ursachen

- Reizungen durch z. B. Zugluft, Staub, Gase, Fremdkörper
- Ektropium (Fehlstellung des Augenlides mit einer Auswärtsdrehung) oder Entropium (Das Lid ist einwärts gekehrt, sog. „Rolllid")
- Infektion
- Allergie
- Mangel an Tränenflüssigkeit
- Vitamin A Mangel
- sekundär durch Entzündungen anderer Augenbereiche
- sekundär im Verlauf einer Allgemeinerkrankung

Behandlungsansätze

Grundsätzlich steht das Abstellen der auslösenden Ursache an erster Stelle. Das betroffene Auge sollte täglich äußerlich feucht gereinigt werden. Lokale Behandlung (Spülen der Bindehäute) mit isotonischen Lösungen/Augentropfen.

Eventuell kann ein Abstrich des Sekrets zur bakteriologischen Untersuchung genommen werden. Generell gilt: Vorsicht bei Erkrankungen des Auges. Sollte sich die Symptomatik nicht innerhalb von maximal zwei Tagen bessern, sich kurzfristig verschlechtern oder eine Verletzung vorliegen, stellen Sie das Tier bitte unbedingt dem Tierarzt oder Therapeuten vor.

Homöopathisch

- Aconitum D30: im Anfangsstadium
- Apis D6: bei allergischer Ursache mit Schwellung und Rötung
- Euphrasia D4: bei klarem Augenausfluss mit Schwellung und Rötung
- Pulsatilla D6: bei gelblich, grünlichem Ausfluss, dickes Sekret; chronische Konjunktivitis

Schüßler-Salze

- Ferrum phosphoricum: bei Entzündungen aller Art; bei geröteten, lichtempfindlichen Augen

Pflanzlich, äußerlich

- Schafgarbe als Umschlag
- Euphrasia Augentropfen

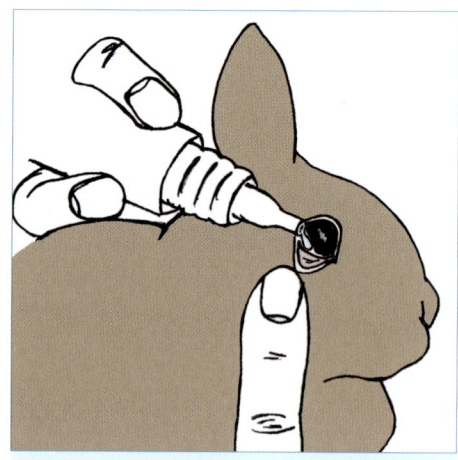

Eingabe von Augentropfen bei Kaninchen

Fütterung

Liegt der Erkrankung ein Vitaminmangel zugrunde, können Multivitaminpräparate kurzfristig zur Ergänzung des Futters eingesetzt werden.

EM-Technologie

Auch die Bindehäute sind Häute, die durch einen Besatz mit erwünschten Mikroben geschützt werden. Deswegen erscheint es uns sinnvoll, bei Augenspülungen etwas EM zuzugeben, etwa 1 Tropfen auf 100 ml abgekochtes und abgekühltes Wasser. Dadurch verschiebt sich die eher pathogen geprägte Mikrobenstruktur auf der Haut zu mehr erwünschten Mikroben. Die Unterstützung durch EM im Futter ist immer bei Störungen angeraten.

4.3. Backentaschenprobleme

Die Backentaschen stellen die Erweiterung der Maulhöhle eines Hamsters dar. Sie haben eine Öffnung zum Maul hin und sind im hinteren Teil durch eine Haut vom Maul getrennt. Die Haut ist sehr dehnbar, sodass ein Hamster die gesamte Futterration eines Tages darin verstauen kann. Backentaschenprobleme beim Hamster können eine Verletzung, eine Verstopfung oder auch ein Vorfall der Backentaschen sein.

Symptome

Je nach Ursache der Problematik werden die Backentaschen nicht entleert, nicht gefüllt oder riechen unangenehm, da sie eventuell verklebt, verstopft oder entzündet sind. Der Hamster kann dabei lustlos bis inaktiv sein, er sucht und sammelt kein Futter mehr. Er streicht sich oft über die Backentaschen, verliert an Gewicht und die Augen können tränen. Beim Vorfall quillt die Schleimhaut seitlich aus der Maulhöhle hervor.

Häufigste Ursachen

Backentaschenverletzung
- Bisswunden
- harte Futterbestandteile

Backentaschenverstopfung
- falsche Fütterung (z. B. auch Aufnahme von Schokolade, welche die Backentaschen regelrecht verklebt)
- zu große Futtermengen in den Backentaschen
- ungeeignetes Nistmaterial

Backentaschenvorfall
- meist die Folge einer Verstopfung

Behandlungsansätze

Die Behandlung eines Backentaschenproblems sollte dem Fachmann überlassen werden. Als erste Hilfemaßnahme oder zur Nachsorge kann auf naturheilkundliche Mittel zurückgegriffen werden.

Homöopathisch

- Arnica D6: Wundheilmittel; bei Verletzungen, Quetschungen, Blutungen

- Mercurius solubilis D12: bei akuten und chronischen Schleimhaut-entzündungen mit Schwellung, Maulgeruch und Speichelfluss

Schüßler-Salze

- Ferrum phosphoricum: bei frischen Maulschleimhautentzün-dungen
- Kalium phosphoricum: bei frischen, offenen Wunden; zum Gewe-beaufbau; bei Maulgeruch
- Silicea: bei akuten und chronischen Entzündungen; Wunden

Fütterung

- artgerechtes und qualitativ hochwertiges Futter
- Kamille

EM-Technologie

Unterstützend zur Behandlung durch einen Fachmann sollte EM (oder das entsprechende Spezialprodukt) eingesetzt werden. Entzündungen weisen immer auf die Dominanz von pathogenen Bakterien hin, der üble Geruch auf Fäulnis im Maul. Diese Dominanz unerwünschter Mikroben kann man mit EM beeinflussen. Gute Erfahrungen haben wir zum Beispiel bei der Behandlung von Entzündungen nach Zahn-extraktionen beim Menschen. Wenn so belastete Menschen täglich mehrmals ein paar Tropfen EM in einem Glas Wasser nehmen und damit den Mund spülen, verlaufen solche Entzündungen weniger vi-rulent (heftig). Einem Hamster könnte man bei solchen Problemen mit einer Einmalspritze ein paar Tropfen einer EM-Verdünnung ins Maul verabreichen. (10 Tropfen auf 100 ml Wasser, davon 2 ml auf eine

Spritze aufziehen und damit 1 bis 2 Tropfen der verdünnten Lösung dem Tier direkt ins Maul geben.) Sollte Ihnen das zu aufwendig sein, sprühen Sie einfach etwas EM über das Futter. Damit kommen dann auch mehr erwünschte Mikroben ins Maul.

4.4. Blasenentzündung

Der Fachbegriff für eine Blasenentzündung lautet Zystitis. Es handelt sich dabei um eine Entzündung der Blasenschleimhaut mit unterschiedlichen Schweregraden. Es wird in akute und chronische Zystitis unterschieden.

Symptome

Bei der Blasenentzündung kann man häufigen Harnabsatz in sehr kleinen Mengen beobachten. Der Harnabsatz ist dabei meist schmerzhaft, sodass man dabei einen aufgezogenen Rücken beobachten kann sowie Schmerzäußerung durch Lautgebung. Der Urin selbst kann trüb, flockig oder auch blutig sein. Das Allgemeinbefinden kann gestört sein und es kann zu Fieber kommen.

Häufigste Ursachen

- bakterielle Infektion, z. B. mit Streptokokken, Staphylokokken, E. coli
- Harngrieß
- Blasensteine
- Unterkühlung
- ungenügende Wasseraufnahme
- Tumore

Behandlungsansätze

Sinnvoll bei der Diagnose ist eine Harnuntersuchung mittels Teststrei-
fen sowie eine bakteriologische Untersuchung. Beim Verdacht auf
Blasensteine evtl. Röntgenaufnahme.
Bei der Behandlung steht das Abstellen der auslösenden Ursache im
Vordergrund sowie die Bekämpfung der Entzündung und/oder Infektion. Wärme (z. B. Rotlicht) wird vom Patienten in den meisten Fällen
als angenehm und schmerzlindernd bzw. entkrampfend empfunden.

Kann das Tier überhaupt keinen Urin absetzen, so liegt der Verdacht
einer Verlegung nahe -> Notfall, bitte sofort zum Tierarzt!

Homöopathisch

- Aconitum D6: im Anfangsstadium der Entzündung; wenig Urinab-
  satz, blutiger Urin; Fieber
- Sabal serulatum D4: Im Anfangsstadium; bei Harndrang ohne
  Harnabsatz (-> „homöopathischer Katheter")
- Cantharis D4: bei Entzündung mit ständigem Harndrang, Schmerz-
  haftigkeit, blutigem Urin
- Berberis D6: subakuter Verlauf einer Blasenentzündung, evtl. Be-
  teiligung des Nierenbeckens
- Solidago D6: zur Anregung der Nierentätigkeit, bei ständigem
  Harndrang, blutigem Urin

Schüßler-Salze

- Ferrum phosphoricum: Anfangsmittel bei allen Infektionskrankheiten; bei Entzündungen der Harnorgane

- Natrium chloratum: bei akuter Blasenentzündung mit ständigem Harndrang
- Natrium phosphoricum: bei Blasensteinen und -grieß; akuter Blasenentzündung

Fütterung

- artgerechtes, hochwertiges Futter, auch Bokashi
- kein Pellet-/Trockenfutter
- Petersilie, Löwenzahn, Kamille, Birkenblätter

EM-Technologie

Da ein Tier aus einer entzündeten Blase immer auch pathogene Bakterien ausscheidet, sollte der Käfig mehre Male am Tag, mindestens morgens und abends, mit purem EM besprüht werden, um der Vermehrung der pathogenen Mikroben und einer Wiederinfektion vorzubeugen.

4.5. Durchfall

Als Durchfall (medizinischer Begriff Diarrhoe) bezeichnet man die zu häufige Abgabe von zu flüssigem Kot. Diarrhoe ist immer ein Symptom und keine Erkrankung an sich. Durchfall kann verschiedenste Ursachen haben, die immer abzuklären sind.
Infolge von heftigem und/oder langanhaltendem Durchfall kommt es zu einem Wasser- und Elektrolytverlust, der zur Austrocknung führen kann. Dies kann vor allem für sehr junge, sehr alte oder stark geschwächte Tiere sehr gefährlich werden!

Symptome

Der Durchfall als solches ist das erste Anzeichen. Dazu kommen Unruhe oder Teilnahmslosigkeit, Blähungen, Erbrechen und in schweren Fällen auch Blutbeimengungen im Kot. Beim Palpieren ist die Bauchdecke häufig gespannt und druckempfindlich.

Häufigste Ursachen

- Würmer, Kokzidien -> parasitär
- E. coli, Salmonellen, Staphylokokken -> bakteriell
- Aspergillus flavus, Candida spp -> mykotisch
- Parvovirose, Staupe, H.c.c, Corona-, Rota-, Reoviren -> viral
- Vergiftungen
- verdorbenes Futter, falsches Futter
- Unterkühlung
- Giftstoffe
- Allergien
- Reizung durch Fremdkörper
- Stress

Behandlungsansätze

Abstellen der Ursache, Wiederherstellen der physiologischen Darmflora, Ausgleich von Wasser- und Elektrolytverlust, Schonkost

Homöopathisch

- Nux vomica D6: bei Durchfall mit Bauchschmerzen, Blähungen und Futterverweigerung

- Arsenicum album D12: nach verdorbenem Futter; bei infektiös bedingten Durchfällen; Durchfall faulig, dunkel, in kleinen Mengen; Erschöpfung
- Podophyllum D6: im ersten akuten Stadium; Durchfall wässrig, stinkend, evtl. mit unverdauten Nahrungspartikeln; Bauchschmerzen
- Colocynthis D6: bei Krämpfen

Schüßler-Salze

- Ferrum phosphoricum: als Anfangsmittel
- Magnesium phosphoricum: bei krampfartigem Durchfall
- Kalium phosphoricum: bei nervösem Durchfall

Fütterung

- artgerechtes, qualitativ hochwertiges Futter, auch Bokashi
- viel Heu (Rohfaser)
- Fenchel, Kamille, Löwenzahn
- Haferschleim
- Aufbau der Darmflora mit Effektiven Mikroorganismen

EM-Technologie

In der Landwirtschaft haben wir es häufig mit Durchfällen bei Tieren zu tun. Sehr gute Erfahrungen haben wir bei Kälbern und Ferkeln mit der Gabe großer Mengen EM direkt ins Maul der Tiere gemacht. Bei Kälbern geben wir durchaus 0,5 Liter, einem Ferkel 0,25 Liter. Für einen Hamster würden 5 ml, ein Kaninchen 20 ml reichen, die man mithilfe einer Einmalspritze direkt ins Maul gibt. Es ist zu bedenken, dass diese kleinen Tiere unbedingt eine funktionierende Verdauung brauchen, weil sonst die kleinen Körper wegen Energiemangel zusammenbrechen. Stabilisiert man das mikrobielle Leben im Verdauungssystem, beruhigt sich der Durchfall schneller und die Tiere können wieder Energie und die lebensnotwendigen Stoffe aus dem Futter aufnehmen. Deswegen ist es oft sinnvoll, dauerhaft auf einen Besatz des Futters mit guten Mikroben zu achten und EM und/oder Bokashi in kleinen Gaben zu füttern. Kommen dann ungewollt krank machende Bakterien über das Futter oder über die Umgebung in das Tier, sind schon viele erwünschte Mikroben vorhanden, die die Ansiedlung unerwünschter Bakterien verhindern.

4.6. Verstopfung

Verstopfung (Obstipation) ist ein verzögerter Kotabsatz oder aber auch komplettes Stuhlverhalten (ausbleibender Kotabsatz) und betrifft einzelne Dickdarmabschnitte oder auch den Enddarm. Infolge verlangsamter Darmperistaltik oder Verengungen des Darms wird dem Darminhalt vermehrt Wasser entzogen, was zu einer Verdickung des Kotes führt.

Symptome

Tiere, die unter Verstopfung leiden, versuchen vergeblich Kot abzusetzen. Dies kann auch unter Schmerzempfinden geschehen. Der Kotdrang ist beständig und oft begleitet von Unruhe, Blähungen, Kolikerscheinungen und Appetitlosigkeit. Die Schwere der Symptome variiert aber von Patient zu Patient und je nach Ursache.

Hinweis: Länger anhaltende Verstopfung kann zum Notfall werden!

Häufigste Ursachen

- Verfütterung von unverdaulichen Substanzen
- Trinkwassermangel
- herabgesetzte Darmperistaltik
- Bewegungsmangel
- schmerzhafte Prozesse an der Wirbelsäule oder im Bereich des Anus
- Tumore
- Darmverschluss -> Achtung: Lebensgefahr!
- Erschlaffung der Darmmuskulatur (Darmatonie), z. B. nach Operationen oder Unfällen
- lang andauerndes Fieber

Behandlungsansätze

Das Grundleiden muss zunächst behoben werden.

Schulmedizinisch

- Abführmittel
- Einläufe (denen auch etwas EM zugegeben werden kann, um im Dickdarm direkt die Besiedlung mit den erwünschten Mikroben wieder herzustellen)
- evtl. Operation

Grundsätzlich sollte keine längere Eigenbehandlung stattfinden, da eine länger andauernde Verstopfung vor allem beim Meerschweinchen und Kaninchen schnell zum Tod des Tieres führen kann!

Homöopathisch

- Nux vomica D6: bei Magen-Darm-Beschwerden; spastischer Obstipation; Völlegefühl
- Alumina D4/D6: bei hochgradiger atonischer Obstipation; „kleinknolliger" Kot
- Plumbum metallicum D6: bei Bauchkoliken; spastischer Obstipation; Afterkrampf

Schüßler-Salze

- Ferrum phosphoricum: bei akuten Magen-Darmbeschwerden; Verstopfung
- Kalium phosphoricum: bei vergeblichem Stuhldrang
- Magnesium phosphoricum: bei Krämpfen und vergeblichem Stuhldrang; verdauungsfördernd

Fütterung

Der Hauptgrund für wiederkehrende Verstopfung ist meist eine falsche Fütterung der Tiere. Getreide, melassehaltiges Trockenfutter, getrocknetes Gemüse, zuckerhaltige Leckerchen etc. sind die Ursache dafür, dass der Darm nicht richtig arbeiten kann. Leckerchen führen im Regelfall zur Vermehrung unerwünschter Mikroben im Darm, die eine Verstopfung hervorrufen können.

Um Verstopfung vorzubeugen, sind folgende Faktoren hilfreich:
- artgerechtes, qualitativ hochwertiges Futter, Bokashi
- viel Heu (Rohfaser)
- Äpfel, Möhren, Gurke

- Fenchel, Kamille, Löwenzahn
- Leinöl
- Aufbau der Darmflora mit Effektiven Mikroorganismen

EM-Technologie

Auch Verstopfungen, wenn sie nicht mechanisch hervorgerufen werden, wie bei einem Darmverschluss, sind das Ergebnis unerwünschter Mikroben. Sie lähmen die Peristaltik und verhindern damit den regelmäßigen Transport des Futterbreies im Darm. Deswegen ist die permanente Fütterung mit mikrobiell optimiertem Futter eine sinnvolle Vorbeugung. Tritt trotzdem eine Verstopfung auf, sollte man unbedingt sofort einen Tierheilpraktiker oder Tierarzt aufsuchen.

4.7. Hautpilz

Hautpilz (auch Dermatomykose) bezeichnet eine Pilzerkrankung der oberen Hautschichten.
Achtung: Hautpilz ist eine sogenannte Zoonose, also auch auf den Menschen übertragbar!

Symptome

Eine Hautpilzinfektion beginnt häufig mit kleinen Knötchen auf der Haut mit darüber gesträubten Haaren. Später finden sich bei den erkrankten Tieren runde, haarlose Veränderungen, die oft auch weißliche, schuppige Beläge aufweisen. Pilzerkrankungen werden meistens von heftigem Juckreiz begleitet. Die Diagnose Hautpilz kann jedoch nur nach einer Haarprobe im Labor sicher gestellt werden.

Häufigste Ursachen

Ursache für eine Infektion sind saprophäre, meist fakultativ pathogene Fadenpilze der Gattungen Trichophyton oder Microsporum (also Erreger, die einen geschwächten Immunstatus oder andere Defizite ihres Wirts voraussetzen).

Meist kommt es durch direkten oder auch indirekten Kontakt zu einer Übertragung, wobei eine allgemeine Schwäche des Immunsystems dabei begünstigend wirkt. Auch Tiere nach Antibiotika- oder Kortisontherapie sind anfälliger.

Behandlungsansätze

Es sollte darauf geachtet werden, dass sich die Infektion nicht weiter ausbreitet, indem man besonderes Augenmerk auf die Sauberkeit und Desinfektion legt. Eine Unterstützung des Immunsystems und damit eine Verbesserung der Resistenzlage sollte angestrebt werden.

Homöopathisch

- Echinacea D6: zum Steigern der Abwehrkraft
- Sulfur D12: zur Anregung der Reaktionsfähigkeit des Körpers; bei juckenden Hautausschlägen

Schüßler-Salze

- Calcium fluoratum: bei Pilzbefall und Juckreiz
- Kalium chloratum: bei lokalen Pilzerkrankungen; trockenen Ausschlägen
- Natrium sulfuricum: bei nässenden Ausschlägen und Juckreiz

Fütterung

- artgerechtes, qualitativ hochwertiges Futter, Bokashi
- Vitamin A
- Aufbau der Darmflora mit Effektiven Mikroorganismen

Äußerlich

- besprühen von Haut und Fell mit EM, eventuell einige Tropfen direkt auf die befallene Stelle geben
- Desinfektion der Umgebung (z. B. Käfig) mit EM
- Betroffene Hautstellen mit schnell trocknenden Saatölen behandeln, dazu gibt es spezielle Produkte im Fachhandel.

4.8. Hitzschlag

Unter dem Hitzschlag versteht man eine Gesundheitsstörung, die durch eine für längere Zeit erhöhte Umgebungstemperatur ausgelöst wird.

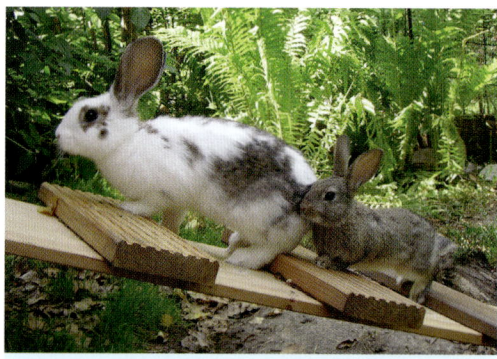

Das Aussengehege nicht in die pralle Sonne stellen!

Symptome

Ein erstes Symptom eines akuten Hitzeschlags ist meist Teilnahmslosigkeit. Die Tiere liegen auf der Seite, haben eine schnelle und flache Atmung (Flankenatmung), der Puls ist sehr schnell, jedoch nur schwach zu fühlen.

Häufigste Ursachen

- hohe Temperaturen
- unmittelbare Sonneneinstrahlung
- Überhitzung

Behandlungsansätze

Betroffene Tiere können in ein kühles, feuchtes Handtuch einge-wickelt und die Pfoten in kühles (kein kaltes/eisiges!) Wasser getaucht werden. Bei Bedarf eventuell etwas Flüssigkeit einflössen. Zur Sicher-heit empfiehlt es sich immer, im Anschluss an die Erste Hilfe einen Tierarzt aufzusuchen.

Homöopathisch

- Apis mellifica D6: bei Beschwerden, die eine ausgeprägte Besse-rung durch Kühlung zeigen
- Belladonna D6: bei akuten Erkrankungen; rote Flecken der Haut; heißer Schweiß; Hitze am Kopf mit kalten Extremitäten
- Carbo vegetabilis D6: bei Gefühl von Schwäche; Kollapsneigung und Ohnmachtszuständen

Schüßler-Salze

- Calcium phosphoricum: bei schnellem Puls; reguliert den Flüssig-keitshaushalt des Körpers; bei Schock
- Natrium chloratum: reguliert den Flüssigkeitshaushalt des Körpers; bei schnellem und schwachem Puls

4.9. LCM

LCM (Lymphozytäre Choriomeningitis) ist eine Viruserkrankung, welche durch den Adenovirus verursacht wird. Sie kommt bei Hamstern, Mäusen und Ratten vor.

Achtung:
Beim Menschen kann LCM eine Hirnhautentzündung verursachen. Besonders gefährlich ist der Erreger für Schwangere. Eine Ansteckung mit LCM kann zu Fruchtmissbildungen und Fehlgeburten führen.

Symptome

Die Erkrankung wird selten überhaupt bemerkt, da nicht alle von dem Erreger infizierten Tiere erkranken. Als Symptome kommen leichte Entwicklungsstörungen, Krämpfe und Lähmungen, in seltenen Fällen auch eine Bindehautentzündung infrage. In seltenen Fällen können Hamster an der Erkrankung sterben. Am lebenden Tier kann eine Diagnose über eine Blutuntersuchung erfolgen.

Bei Jungtieren der Mäuse kann es zu struppigem Fell, Abmagerung, Durchfall und verklebten Augen kommen.

Häufigste Ursachen

- Der Erreger wird über ausgeschiedenen Kot, Harn oder Speichel aufgenommen.
- Übertragung von einem Tier zum anderen, z. B. über Bisswunden

Behandlungsansätze

Für Infektionen gilt: Besser als Therapie ist die Vorbeugung. Das Immunsystem sollte stabil gehalten werden, was vor allem über einen gesunden Darm bewirkt wird. Hier eignen sich natürlich wieder die Effektiven Mikroorganismen (täglich oder kurmäßig).
Eine gründliche Käfigdesinfektion mit EM beugt ebenfalls vor.

Homöopathisch

- Echinacea D12: zur Steigerung der körpereigenen Abwehrkraft, bei akuten und chronischen Infektionen

Schüßler-Salze

- Ferrum phosphoricum: Anfangsmittel bei allen Infektionskrankheiten; regt das Immunsystem an
- Kalium phosphoricum: bei Erschöpfungszuständen bei oder nach schweren Erkrankungen; Energiespender; bei Virenbefall

Fütterung

- artgerechtes, qualitativ hochwertiges Futter, Bokashi
- eventuell Vitaminsupplementierung

4.10. Lippengrind

Lippengrind ist eine schorfige Veränderung an den Lippen und Maulwinkeln. Im fortgeschritten Stadium auch an Nase und im Gesicht.

Symptome

Im Maulbereich finden sich schorfige, borkige Ablagerungen, die auch stark riechen können. Hinzu kommt meist ein gestörtes Allgemeinbefinden mit Fieber sowie Appetitlosigkeit.

Mithilfe einer Tupferprobe bzw. eines Hautabstriches lässt sich eine Keimbesiedelung mit Kulturen von z. B. Staphylokokken, seltener Mikrokokken, Streptokokken, aeroben Sporenbildnern (Pilzen) und Hefen nachweisen.

Häufigste Ursachen

- Verletzungen der Lippen mit Sekundärinfektion durch Bakterien
- Vitamin-C-Mangel

Behandlungsansätze

Die Veränderungen müssen eventuell mechanisch/manuell entfernt werden. Eine Unterstützung des körpereigenen Abwehrsystems und Ruhe stehen dann an erster Stelle bei der Behandlung.

Homöopathisch

- Hepar sulfuris D6: bei Eiterungen
- Lachesis D12: bei tiefgreifenden Entzündungen mit Bakterien
- Echinacea D6: zur Steigerung der körpereigenen Abwehrkraft, bei akuten und chronischen Infektionen

Schüßler-Salze

- Silicea: bei trockener, schuppiger Haut; Juckreiz; Fissuren
- Kalium chloratum: bei unreiner, schuppiger Haut und Verschorfungen
- Ferrum phosphoricum: bei Entzündungen der Haut

Fütterung

- ausreichende Versorgung mit den Vitaminen C und A durch eine abwechslungsreiche Ernährung mit vitaminreichem Frischfutter, was z. B. auch Bokashi beinhaltet
- Aufbau der Darmflora mit Effektiven Mikroorganismen

Äußerlich

- Die betroffenen Stellen mit purem EM betropfen.
- Betroffene Hautstellen mit schnell trocknenden Saatölen behandeln, dazu gibt es spezielle Produkte im Fachhandel.

4.11. Myxomatose

Die Myxomatose (sogenannte Kaninchenpest) ist eine Viruserkrankung, die durch das Leporipoxvirus myxomatosis oder Myxomatosevirus ausgelöst wird. Er gehört zu den Pockenviren. Erkranken können fast ausschließlich Haus- und Wildkaninchen. Feldhasen sind dagegen eher selten betroffen. Gerade diese tückische Krankheit zeigt, wie wichtig ein hoher Immunstatus der Tiere ist. Durch den regelmäßigen Einsatz von EM wird der Immunstatus auf einem hohen Stand gehalten.

Viren können sich gerade bei Immunschwäche sehr schnell vermehren. Wenn auch die Umgebung, der Käfig, der Auslauf und das Fell der Tiere mit erwünschten Mikroben besiedelt sind, haben die Viren es schwer.

Symptome

Akut (Inkubationszeit 3 – 9 Tage):

- Schwellungen und Entzündungen im Bereich der Augenlider
- Schwellungen und Entzündungen im Bereich des Mundes, der Ohren, der Lippen
- Schwellungen und Entzündungen im Bereich des Genitalbereichs
- Augenentzündung
- Nach circa 10 bis 14 Tagen endet die Krankheit häufig mit dem Tod.

Chronisch:

- Pusteln, Knoten und Ödeme an Kopf und Läufen
- Schwellungen im Augenbereich
- Eine Heilung ist in Einzelfällen möglich.

Häufigste Ursachen

- Virus
- Übertragung durch blutsaugende Insekten (z. B. Stechmücken, Flöhe, Milben, Zecken)
- Übertragung über Futter
- Übertragung von Tier zu Tier

Behandlungsansätze

Je nach Verlauf der Erkrankung kommt es bei 20 - 100 % der Tiere zum Tod. Es gibt kein einheitliches Behandlungsschema. Wenn ein Tier überlebt, überträgt es auch noch Monate nach der Erkrankung das Virus und wird nicht immunisiert.

Vorbeugend kann eine halbjährliche Impfung Schutz gegen eine Infektion geben.
Erkrankte Tiere können mit Augentropfen behandelt werden. Zudem wirken sich Inhalationen mit Kochsalzlösung positiv aus.

Vorbeugend sollte man natürlich immer das Immunsystem stärken. Dies geschieht vor allem durch einen gesunden Darm. Hier können wieder die Effektiven Mikroorganismen zum Einsatz kommen. Eine regelmäßige Desinfektion der Ställe/Gehege mit EM ist ebenfalls zu empfehlen. Gleichzeitig führt dies dazu, dass dadurch weniger Lästlinge (Ektoparasiten) aufzufinden sind.

Homöopathisch

- Echinacea D12: zur Steigerung der körpereigenen Abwehrkraft, bei akuten und chronischen Infektionen

Schüßler-Salze

- Ferrum phosphoricum: Anfangsmittel bei allen Infektionskrankheiten; regt das Immunsystem an
- Kalium phosphoricum: bei Erschöpfungszuständen bei oder nach schweren Erkrankungen; Energiespender; bei Virenbefall

- Zincum chloratum: stimuliert das Immunsystem; bei schweren Infektionskrankheiten

Fütterung

- artgerechtes, qualitativ hochwertiges Futter, Bokashi
- ggf. Zwangsernährung

4.12. Parasiten

Parasiten können in Ektoparasiten (besiedeln von außen, meist auf der Haut) und Endoparasiten (besiedeln innerlich, zum Beispiel den Darm) unterschieden werden.

Manchmal können Parasiten schon mit bloßem Auge gesehen werden, sonst stehen für die Diagnose Kot- und Blutuntersuchungen zur Verfügung.

Symptome

Ektoparasiten

Psoroptes cuniculi (Ohrmilbe)

Die Ohrmilbe findet sich normalerweise im Innenohr bzw. Gehörgang und ist nur bei sehr starkem Befall auch im Bereich der Ohrmuschel zu sehen.

Betroffene Tiere schütteln häufig den Kopf, kratzen sich am Ohr, in heftigen Fällen kommt es sogar zur Kopfschiefhaltung. Im Gehörgang finden sich Schuppen, Rötungen, dunkelbraunes Sekret und ekzemartige Hautveränderungen.

Sarcoptes cuniculi (Grabmilbe)

Die Grabmilbe lebt unter der Haut. Sie siedelt sich vornehmlich zunächst an den Lippen und auf dem Nasenrücken an. Im weiteren Verlauf kann sich der Befall auch ausbreiten (z. B. Rücken). Symptome sind ein heftiger Juckreiz, Haarausfall und Hautläsionen. Betroffene Tiere sind unruhig und kratzen sich sehr viel. Bei starkem Befall und wenn dieser unbehandelt bleibt, magern die Tiere ab und können sogar daran sterben.

Cheyletiella parasitivorax (Raubmilbe)

Die Raubmilbe findet sich in den oberen Hautschichten. Sie lebt von Hautpartikeln und auch anderen Milbenarten. Die Eier dieser Milbe finden sich am Haaransatz.

Symptome sind Schuppen, Juckreiz, Haarausfall und Hautveränderungen, hauptsächlich im Bereich des Nackens und des Rückens. Bei sehr starkem und unbehandeltem Befall können die betroffenen Tiere abmagern.

Trichodectidae (Haarlinge)

Haarlinge sind meist am Kopf, an der hinteren Rückenpartie und in der Aftergegend zu finden, können aber überall auf dem Tier vorkommen.

Es kommt zu Juckreiz mit Haarausfall und Hautveränderungen. Im weiteren Verlauf eines starken Befalls magern die betroffenen Tiere ab, sind stark geschwächt und besonders anfällig für Infektionen. Unbehandelt kann es dann auch zum Tod kommen.

Demodex cuniculi (Haarmilbe)

Haarmilben können auf dem gesamten Körper in den Haarbälgen eines Tieres zu finden sein. Haarmilbenbefall bleibt meist unentdeckt.

Lediglich bei Jungtieren und geschwächten Tieren (welche auch am häufigsten überhaupt betroffen sind) kann es zu Symptomen wie Juckreiz und/oder Ekzemen kommen.

Trombicula autumnalis (Herbstgrasmilbe)

Die Herbstgrasmilbe bzw. ihre Larven finden sich in den obersten Hautschichten und leben von Blut und Gewebsflüssigkeiten. Im Gesicht, an den Pfoten und an den Ohren treten Hautrötungen auf und es kommt zu Juckreiz, Haarausfall und Bläschenbildung.

Diese Milbenart findet sich, wie der Name schon erahnen lässt, meist auf Graswiesen und sie tritt vor allem im Herbst vermehrt auf.

Flöhe

Auch die Flöhe zählen zu den Parasiten. Sie erreichen eine Länge von 1,5 bis 4,5 Millimetern. Bei den befallenen Tieren kommt es zu starkem Juckreiz, auf der Haut kann man rote Pünktchen und kleinere ekzemartige Veränderungen finden. Oft beobachtet man auch eine gewisse Nervosität bei den Tieren.

Durch Flohstiche können auch Bakterien wie Streptokokken und Staphylokokken übertragen werden, welche auch, verstärkt durch Kratzen, zu Entzündungen an den Stichstellen führen können.

Schmeißfliegenlarven

Die Schmeißfliegen legen ihre Eier vor allem in der Region des Afters der Tiere ab, wo sich die Maden von Gewebe und Wundsekreten ernähren. Betroffene Tiere sind am Anfang sehr unruhig, werden aber im weiteren Verlauf eher apathisch. Unbehandelt wird die Haut am After zerstört. Betroffen sind vor allem alte und schwache Tiere oder Tiere mit Vorerkrankung. Das Problem tritt bevorzugt im Sommer auf.

Zecken

In unseren Gebieten gibt es verschiedene Zeckenarten, welche vor allem im hohen Gras, Sträuchern oder Gebüschen zu finden sind. Sie befallen einen Wirt (Menschen und Tiere) nur zum Blutsaugen. Durch Zecken können auch verschiedene Krankheiten übertragen werden.

Endoparasiten

Kokzidien

Kokzidien kommen im Darm oder der Galle (Leberkokzidiose) vor. Dort entwickeln sie sich über verschiedene Phasen hinweg. Über den Kot werden sogenannte Eizellen ausgeschieden, welche über mehrere Monate überleben können. Die Übertragung der Kokzidien erfolgt dann oral zum Beispiel über Kot oder verunreinigtem Futter.

Bei betroffenen Tieren kommt es zu Verdauungsstörungen, wie Blähungen oder Durchfall. Sie wirken apathisch und haben nur noch wenig Appetit. Jungtiere sterben dabei häufig relativ schnell an einem solchen Befall.

Bei einer Kokzidiose der Leber kommt es außerdem zu einer Entzündung der Gallengänge und auch zu Leberschwellung. Meist sind ältere Tiere betroffen.

Paraspidodera uncinata (Spulwürmer) und Trichuris Gracilis (Peitschenwürmer)

Spulwürmer befallen den gesamten Darm eines Tieres; die Peitschenwürmer den Dick- und Blinddarm. Die Tiere zeigen Appetitlosigkeit, magern ab, es kommt zu Darmentzündungen und Durchfall. Häufig sind Jungtiere und geschwächte Tiere von einem Spulwurmbefall betroffen.

Häufigste Ursachen

- Übertragung von Tier zu Tier
- mangelnde Hygiene (fördert das Heranwachsen von pathogenen Strukturen)
- schwache Darmflora, auch durch Fütterungsfehler
- verseuchtes Futter

Behandlungsansätze

Ist ein Tier akut von Parasiten befallen, stehen beim Tierarzt chemische Antiparasitenmittel und Antihelminthika (sog. Wurmkuren) zur Verfügung. Ein Einsatz dieser Mittel erfolgt nur nach Absprache mit einem Therapeuten. Da z. B. Wurmkuren jedoch auch den Darm schädigen, muss im Anschluss ein gezielter Aufbau der Darmflora erfolgen. Regelmäßige Darmpflege dient gleichzeitig auch der Vorbeugung.

Wichtig sind vor allem auch hygienische Maßnahmen. Käfige müssen regelmäßig gereinigt werden. Dazu dienen z. B. heißes Wasser, Essig und auch Hygienereiniger mit EM.

Zusätzlich kann naturheilkundlich unterstützt werden, sowohl während eines Parasitenbefalls als auch zur Vorbeugung.

Vorbeugend kann auch ein biologisches Spot on verwendet werden, welches nur natürliche Inhaltsstoffe für die Abwehr der Lästlinge nutzt. Diese werden regelmäßig auf die Haut der Tiere aufgetragen.

Homöopathisch

- Abrotanum D3
- Cina D3
-> zur Umstimmung des Darmmilieus

Schüßler-Salze

- Natrium phosphoricum: bei Abwehrschwäche; Spulwurmbefall
- Natrium sulfuricum: bei Wurmbefall; unterstützt Leber und Galle

Fütterung

- qualitativ hochwertiges Futter, Bokashi
- Obst- bzw. Apfelessig
- Kürbiskerne, gemahlen (1 Teelöffel zum Futter)
- Möhren, gerieben
- EM

EM-Technologie

Parasiten siedeln im Regelfall auf Tieren, die eine Vorschädigung haben. Wir erleben sehr regelmäßig, dass mit EM gefütterte Tiere kaum Zecken haben. Zecken besiedeln Tiere, die über die Haut Ammoniak abgeben. Dieses Ammoniak entsteht bei nicht ordnungsgemäßer Verdauung, wandert durch die Darmschleimhäute ins Blut und wird über die Haut ausgeschieden. Bei einer intakten Verdauung sind kaum Parasitenerkrankungen zu beobachten.

4.13. RHD

RHD (Rabbit Haemorrhagic Disease), auch Chinaseuche genannt, ist eine gefährliche hämorrhagische Viruserkrankung des Kaninchens. Jungtiere mit einem Alter von bis zu einem Monat erkranken nicht, können aber durchaus den Erreger vermehren.

Die meisten Erkrankungen kommen im Sommer vor, nur in seltenen Fällen im Winter. Die Erkrankung breitet sich sehr schnell aus und weist eine hohe Sterberate auf.

Symptome

Bei erkrankten Kaninchen lassen sich drei verschiedene Verlaufsformen beschreiben.

Akute und perakute Verlaufsform

Nach zwei bis vier Tagen kommt es zu Unruhe und heftiger Atemnot. Die Tiere bekommen Fieber, Durchfall und verweigern das Futter. Oft zeigen sich jedoch beim betroffenen Kaninchen zunächst keinerlei Anzeichen einer Erkrankung, bis es plötzlich mit heftiger Atemnot und Krämpfen zusammenbricht. Im weiteren Verlauf kommt es zum Ersticken.

Leichte Verlaufsform

Das Tier leidet unter herabgesetztem Allgemeinbefinden mit Unwohlsein. Möglicherweise kommt es noch zu Durchfall. Im günstigsten Fall erholt sich das Kaninchen dann nach einigen Tagen wieder.

Häufigste Ursachen

- Übertragung von Tier zu Tier
- Übertragung über den Menschen auf das Tier
- infiziertes Futter, Wasser oder Einstreu

Behandlungsansätze

RHD ist nicht heilbar. Behandlungsversuche mit Antibiotika oder anderen Medikamenten durch den Tierarzt können nur unterstützend eingesetzt werden. Die meisten Tiere sterben im Verlauf der Erkrankung. Überlebt ein Tier, ist es auch noch Monate nach der Erkrankung Überträger des Virus und wird nicht immunisiert.

Wie bei allen Infektionserkrankungen schaffen natürlich auch in diesem Fall ein intaktes Immunsystem und entsprechende Hygienemaßnahmen, auch durch Präparate mit Effektiven Mikroorganismen, eine gute Grundvoraussetzung, damit die Tiere nicht erkranken.

Homöopathisch

- Echinacea D4: zur Steigerung der körpereigenen Abwehrkraft, bei akuten und chronischen Infektionen
- Lachesis 1 x D30: bei Atemnot, Zusammenschnürungsgefühl am Herzen, Kollapszustände; Haut und Schleimhaut sind blau-rot verfärbt

Schüßler-Salze

- Ferrum phosphoricum: Anfangsmittel bei allen Infektionskrankheiten; regt das Immunsystem an
- Kalium phosphoricum: bei Erschöpfungszuständen bei oder nach schweren Erkrankungen; Energiespender; bei Virenbefall
- Zincum chloratum: stimuliert das Immunsystem; bei schweren Infektionskrankheiten

Fütterung

- qualitativ hochwertiges Futter, Bokashi
- Obst- bzw. Apfelessig
- EM

4.14. Schnupfen und Kaninchenschnupfen

Unter Schnupfen versteht man eine verstärkte Schleimbildung in der Nase, welche durch eine Entzündung der Nasenschleimhaut verursacht wird. Die Entzündung entsteht durch eine Besiedlung mit zu vielen unerwünschten Mikroben. Durch erhöhte Sekretion versuchen die Schleimhäute, die ungebetenen Gäste hinaus zu befördern.

Unterschieden wird in den Erkältungsschnupfen und den ansteckenden Schnupfen, wie dem Kaninchenschnupfen.

Symptome

Schnupfen beginnt meist zunächst mit trockenem Niesen, weiterhin mit wässrigem Nasenausfluss, der auch eitrig werden kann. Um die Nasenlöcher kommt es zu Verkrustungen. Häufig haben die Tiere außerdem eine erschwerte Atmung und Tränenfluss.

Betroffene Tiere zeigen ein herabgesetztes Allgemeinbefinden und putzen sich vermehrt mit den Pfoten die Nase. Im weiteren Verlauf kann es als Komplikation zu einer Lungenentzündung kommen.

Häufigste Ursachen

- Bakterien
- Viren
- Stress
- häufige Desinfektion der Käfige mit chemischen Reinigern
- falsche Käfigeinrichtung/falscher Käfig: in Plastikhäusern und Käfigen mit Plastikabdeckung
- Zugluft oder Heizungsluft (zu geringe Luftfeuchtigkeit lässt die Schleimhäute trocknen)
- schlechte Ernährung

Behandlungsansätze

Zu Behandlungsbeginn (auch vorbeugend) muss das Immunsystem gestärkt werden. Dies geschieht am besten über die gezielte Pflege der Darmflora mit EM im Futter und in der Umgebung. Erkrankte Tiere sollten möglichst warm gehalten werden. Zudem haben sich Inhalationen mit physiologischer Kochsalzlösung bewährt.

Hygienische Maßnahmen der Umgebung nur auf natürlicher Basis mit heißem Wasser, Essig und Reinigern mit Effektiven Mikroorganismen.

Homöopathisch

- Echinacea D6: zur Steigerung der körpereigenen Abwehrkraft, bei akuten und chronischen Infektionen
- Euphorbium D6: bei Schnupfen und Tränenfluss
- Allium cepa D12: bei Erkältungskrankheiten infolge von feuchtem, nasskaltem Wetter; Schnupfen mit wundmachendem Sekret; reichlich Tränenfluss

Schüßler-Salze

- Ferrum phosphoricum: akuter Schnupfen, wässrig, fließend
- Kalium chloratum: chronisch-eitriger Schnupfen
- Kalium sulfuricum: trockener Schnupfen

Fütterung

- qualitativ hochwertiges Futter, Bokashi
- Obst- bzw. Apfelessig
- EM

Äußerlich

Mehrere Male am Tag im Raum mit den Tieren EM-Verdünnung versprühen. Damit wird die Luftfeuchtigkeit erhöht und die Anzahl der erwünschten Mikroben im Raum steigt. So hat der Patient eine größere Chance, die guten Mikroben auf den Schleimhäuten wieder anzusiedeln.

4.15. Trommelsucht

Trommelsucht ist die Bezeichnung für eine Aufgasung, Blähung, Magenblähung (Magentympanie) beim Kaninchen. Oft ist die Trommelsucht auch ein Zeichen für Kotansammlungen bzw. mangelnden Kotabsatz. Diese Ansammlungen finden sich vorwiegend im Bereich des Blinddarms.

Symptome

Die Aufgasung des Bauches ist oft schon zu sehen, auf jeden Fall aber gut zu ertasten. Die Bauchdecke des Kaninchens ist dabei hart und gespannt. Betroffene Tiere fallen wegen schlechten Allgemeinbefindens auf, das Fell ist gesträubt, sie wollen nicht fressen und die Atmung ist erschwert.

Im Verlauf dieser akuten Erkrankung kann es auch zu einer Kreislaufschwäche kommen. Die Tiere liegen dann mit Flankenatmung und aufgerissenen Augen im Stall, schlagen eventuell mit den Hinterläufen oder sind schon apathisch.

Häufigste Ursachen

- Bewegungsmangel
- Übergewicht
- falsche und/oder einseitige Fütterung
- Zahnfehlstellungen
- Darmmykose
- Kokzidiose
- Kolibakterien

Vorbeugende Behandlung

Gerade unsere Pflanzenfresser bereiten die aufgenommene Nahrung über einen Fermentationsprozess auf die anschließende Verdauung vor. Dabei ist wichtig, dass mit der Nahrung die Mikroben aufgenommen werden, die eine gute Fermentation des Futters im Blinddarm bewirken. Deswegen ist die Nutzung von EM und Bokashi eine gute Vorbeugemaßnahme gegen die Trommelsucht.

Behandlungsansätze

Bis die Blähung nachgelassen hat, sollte dem Kaninchen nur Wasser, Tee und Heu angeboten werden. Grün- und Saftfutter dagegen muss vermieden werden. Wenn die Trommelsucht abgeklungen ist, kann das Tier wieder achtsam an Frischfutter, geriebene Karotte, Apfel oder Fenchel gewöhnt werden. Viel Bewegung und eine Unterstützung der Darmflora sind für eine intakte Verdauung besonders wichtig!

Hinweis: Sollte sich nicht direkt nach den Erste-Hilfe-Maßnahmen eine Besserung einstellen, sollte das Kaninchen unbedingt zum Tierarzt gebracht werden, da es bei einem schweren Verlauf der Trommelsucht auch zum Tod des Tieres kommen kann.

Homöopathisch

- Carbo vegetabilis D6: bei Magenkrämpfen, Blähungskoliken und Verdauungsschwäche mit großer Schwäche und Kollapsneigung
- Veratrum album D4: bei Kreislaufschwäche mit Kollapsneigung; Verstopfung
- Nux vomica D6: bei Magenschmerzen, Blähungskolik, Verstopfung und Kreislaufkollaps

Schüßler-Salze

- Kalium sulfuricum: bei versetzten Blähungen; Koliken; Darmmykose; fördert die Verdauung
- Magnesium phosphoricum: bei schmerzhaften Blähungen und starken Krämpfen; vergeblicher Stuhldrang
- Ferrum phosphoricum: bei Verstopfung; Darmmykose

Fütterung

- kein Getreidefutter
- kein ungewohntes Frischfutter/Saftfutter oder zu große Mengen Saftfutter
- keine blähenden Futtermittel wie Kohl, Hülsenfrüchte oder Zwiebelgewächse
- getrocknete Kräuter: Pfefferminze, Thymian, Kamille, Melisse und Schafgarbe
- Darmaufbau mit Effektiven Mikroorganismen

4.16. Wunden

Symptome

Hautwunden bluten meist nur wenig und kommen an Kopf, dem Rumpf oder den Beinen vor. Im Normalfall verlaufen sie ohne Schwellungen.

Schürfwunden sind meist flächige Verletzungen, die vor allem an Hüfthöckern, Kopf, Knie- oder Ellbogengelenk, Sprung- oder Vorderfußwurzelgelenk vorkommen. Die Oberfläche der Haut ist abgeschabt, tiefere Wunden können auch stark bluten. Bei tiefen Wunden sickert, tropft oder spritzt das Blut. Manchmal sind es auch klaffende Wunden, die z. B. in Gelenknähe vorkommen können.

Wichtig ist zu unterscheiden, ob das Blut eher langsam sickert und dunkelrot ist (es handelt sich um eine verletzte Vene), oder ob das Blut hellrot und stoßweise aus der Wunde spritzt (Achtung: Arterie ist verletzt!).

Häufigste Ursachen

- Stoß
- Bisse
- Hängenbleiben
- Vorbeischrammen an festen Gegenständen
- Unfälle
- Stürze
- Verletzungen durch Zäune oder Draht

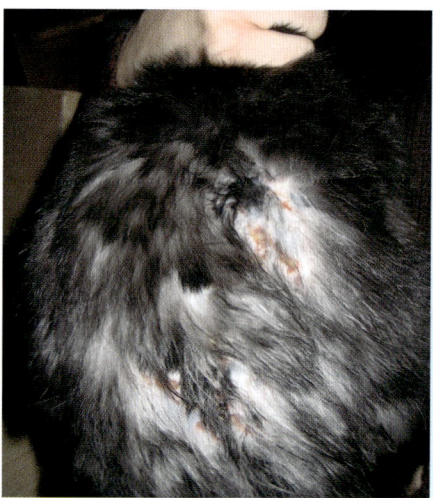

Bisswunden bei einem Kaninchen:

Zur Wundabdeckung hat sich eine Mischung aus gutem Olivenöl mit EM-Keramikpulver schon viele Male bewährt. Man vermischt etwas Olivenöl mit dem Pulver so lange, bis eine zähe Paste entsteht. Dazu kann man auch noch ein paar Tropfen EM hinzufügen. Diese Paste streicht man auf die Wunde. Die Paste klebt recht gut und wird von den Tieren meist akzeptiert. Ist eine Wunde stark verschmutzt, kann man sie vorher mit EM-Verdünnung ausspülen.

Behandlungsansätze

Wenn die Wunde nicht genäht werden muss, kann zunächst mit sauberem Wasser oder isotonischer Kochsalzlösung die Wunde gereinigt werden. Vor allem bei tiefen Wunden kann das Anlegen eines Wundverbands sinnvoll sein.

Homöopathisch

- Arnica D6: bei Verletzungen, Verstauchungen, Quetschungen und Blutungen
- Ledum D6: bei Stich- oder Bisswunden
- Calendula D12: bei allen Arten von Verletzungen, Risswunden, Wundheilungsstörungen
- Hypericum D6: bei frischen Verletzungen mit Nervenschädigung, Quetschungen, Stichwunden

Schüßler-Salze

- Silicea: bei offenen Wunden, Stichwunden, Verletzungen
- Ferrum phosphoricum: bei fehlender Heilungstendenz bei Wunden; bei frischen Wunden und Verletzungen

Äußerlich

- Umschläge mit Kamillen-Tee
- Umschläge mit Ringelblumen-Tee
- Beinwellsalbe
- EM – Hautspray

4.17. Zahnprobleme

Zu den Zahnproblemen beim Nager gehören die Zahnanomalien bzw. Zahnfehlstellungen, fehlender Zahnabrieb und Verletzungen der Zähne (z. B. abgebrochener Zahn). Betroffen sind hauptsächlich Meerschweinchen und Kaninchen.

Symptome

Jede Auffälligkeit beim Fressen (wie z. B. Speicheln/Sabbern, übermäßiges Kauen, Futterrollen) der Tiere kann auf ein Zahnproblem hindeuten. Es kann infolge der Fressprobleme zu Abmagerung, Blähungen, vermindertem Kotabgang und herabgesetztem Allgemeinbefinden kommen. Als Folge sind außerdem noch Entzündungen des Zahnfleischs und der Maulschleimhaut zu nennen. Fehlstellungen der Schneidezähne sind natürlich auch optisch für den Halter sichtbar.

Häufigste Ursachen

- angeborene Fehlstellungen
- fehlender Abrieb
- falsche Fütterung -> zu wenig Heu, dafür Getreidefütterung

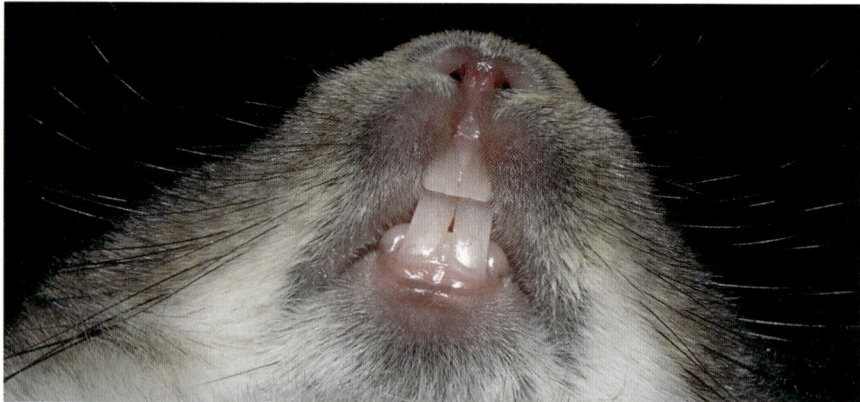

Hier sieht man, dass die Zähne der Kleinnager zum Knabbern geschaffen sind. Nur hartes Material kann helfen, die Zähne angemessen kurz zu halten. Die Natur hat das Wachstum der Zähne auf den starken Verschleiß in der freien Natur ausgerichtet.

Behandlungsansätze

Zu lang gewachsene Zähne, Kanten oder Spitzen müssen vom Fachmann gekürzt bzw. bearbeitet werden. Bei angeborenen Fehlstellungen ist eine regelmäßige Kontrolle und Korrektur unerlässlich. Die artgerechte Fütterung spielt ansonsten die wichtigste Rolle bei der Prävention von Zahnproblemen.

Homöopathisch

- Clematis D6: bei Zahnschmerzen
- Mercurius D6: bei akuten und chronischen Schleimhautentzündungen, reichlichem Speichelfluss
- Plantago D4: bei starken Zahnschmerzen mit Schwellung und Speichelfluss, Gesichtsneuralgien und Ohrenschmerzen

Schüßler-Salze

- Calcium fluoratum: bei Zahnanomalien; Zahnfleischbluten; bei Abmagerung trotz guten Appetits
- Silicea: bei Zahnanomalien; entzündetem Zahnfleisch
- Kalium sulfuricum: bei Schmerzen der Zahnnerven

Fütterung

- qualitativ hochwertiges und artgerechtes (hartes) Futter
- viel Raufutter (Heu) für den Zahnabrieb

5. Umgebungsdesinfektion und Käfig-reinigung mit EM

Ein Haushalt mit Tieren ist immer vor hygienische Probleme gestellt. Kleine Heimtiere, die im Haus gehalten werden, bringen Haare, Dreck, Gerüche und auch Bakterien oder Parasiten mit.

Bis zu einem gewissen Maße schadet dies weder den Tieren noch uns Menschen. Bei Erkrankungen des Immunsystems therapiert man Menschen inzwischen mit bestimmten Wurmeiern, weil sich in langjährigen Forschungen herausgestellt hat, dass Wurmeier das Immunsystem trainieren. Übertriebene Hygieneanstrengungen können also auch schädlich sein. Je nach Erreger und auch Abwehrlage des Immunsystems von Mensch und Tier kann es aber auch zu Erkrankungen kommen.

Deshalb müssen Käfige, Gehege und die Umgebung, in denen sich die Tiere aufhalten, in regelmäßigen Abständen gereinigt werden. Besondere Hygiene ist natürlich im Falle einer Erkrankung einzuhalten, sowohl beim Tier, als auch bei seinem Halter.

Viele chemische Reiniger schaden jedoch dem menschlichen oder tierischen Organismus und vor allem auch der Umwelt. Häufig benutzte chemische Desinfektionsmittel führen unter anderem auch dazu, dass Bakterien mit der Zeit resistent werden. Deshalb sollte man bei der Umgebungsdesinfektion häufiger auf natürliche Alternativen zurückgreifen.

So bieten sich vor allem Essigreiniger und, nicht zu vergessen, an oberster Stelle die Effektiven Mikroorganismen zur Reinigung an.

Gereinigt werden können mit EM zum Beispiel:

- Käfige und Gehege
- Gitter
- Fressnäpfe und Wassernäpfe
- sonstige Käfig-Einrichtung
- Umgebung (Wohnung)

Was ist sinnvolle Hygiene?

Alle Oberflächen auf dieser Welt sind von Mikroben besiedelt. Jeder Fußboden, Hunde- oder Katzendecke, Tisch, Telefonhörer, jede Haut, Schleimhaut oder Bettdecke sowie jedes Fell hat einen lebendigen Belag. Wären Mikroben rot, wäre die ganze Welt rot.

Alle Stäube in der Luft sind von Mikroben besiedelt. Räume mit weniger als 10.000 Staubteilchen pro Kubikmeter Luft nennen wir staubfrei. Ein Mensch gibt pro Minute zwei Millionen Partikel ab. Jede desinfizierte Oberfläche wird in Sekunden wieder besiedelt.

Heute werden im Weltraum und auch in 3 km Tiefe in der Erde lebende Mikroben entdeckt.

Mikroben überleben für sie lebensfeindliche Situationen in einem Sporenstadium.

Desinfektion ohne bewusste Neubesiedelung erscheint unter diesen wissenschaftlich bewiesenen Umständen sinnlos.

Unter www.reinraumprodukte.de finden Sie die Richtlinien, wie heute „staubfrei" oder „mikrobenfrei" definiert ist. Diese Richtlinien wurden für die Industrie (Mikroelektronik, Pharma, Lebensmittel u. a.) entwickelt. Ob diese Gedanken sinnvoll sind, überlassen wir Ihrer Beurteilung.

Die erste Maßnahme ist immer, eine angemessene Sauberkeit herzustellen. Sauberkeit wie im Wohnzimmer oder in der Küche wird sich im Käfig einer Rattengruppe oder im Gehege von Kaninchen natürlich nicht herstellen lassen.

Sauberkeit kann nie heißen, dass man Sterilität erzeugt, weil diese sich nicht aufrecht erhalten lässt. Sauberkeit heißt, dass möglichst wenig organische Substanz und kein Dreck in Massen herumliegen. Dazu kommt: *möglichst viele positive Mikroben auf allen Oberflächen, damit für die krankmachenden kein Platz bleibt!* Mit Wasser erreicht man im Regelfall eine Befreiung aller Oberflächen von organischen Resten. Sollten sich auf den Oberflächen auch Überreste von Fett befinden, muss man natürlich einen Fettlöser zusetzen. In den üblichen Fettlösern sind die wirkenden Bestandteile Tenside. Diese haben die Eigenschaft, lose Teilchen anzuziehen, was ihre Reinigungswirkung ausmacht. Damit haben sie aber auch die Tendenz, dass sie sich an den zu reinigenden Gegenständen anbinden. Damit wird klar, dass nach dem Einsatz von herkömmlichen Reinigungsmitteln unbedingt sehr intensiv nachgespült werden muss. Ins Nachspülwasser sollte man ein wenig EM geben oder von Anfang an die inzwischen sehr gut wirkenden EM-Reiniger verwenden.

In einer von einem auf Hygiene in der Lebensmittelerzeugung spezialisierten Tierarzt durchgeführten Studie wurden Oberflächen in einem Lebensmittel verarbeitenden Betrieb normal mit heißem Wasser und Reinigungsmittel gereinigt. Anschließend wurde die Hälfte der Fläche wie üblich desinfiziert, die zweite Hälfte mit EM-Verdünnung besprüht. Dann wurde nach 24 Stunden überprüft, welche Mikroben sich wieder angesiedelt hatten. Auf den desinfizierten Flächen befanden sich die üblichen unerwünschten Keime, auf den EM-Flächen eine große Zahl Milchsäuremikroben, aber kaum pathogene Keime. Die Milchsäuremikroben besiedeln die Oberflächen, halten die Plätze besetzt und treten als Futterkonkurrenten auf, falls dort Mikrobenfutter hinkommt. So haben pathogene Mikroben kaum Chancen auf weitere Vermehrung.

Kaum Fliegen in Wohnungen, in denen mit EM gearbeitet wird

Die Natur hat die Fliege erschaffen, damit sie Fäulnis verarbeitet. Die Eier der Fliege können sich nur in faulem Milieu entwickeln. Dazu ein kleines Experiment: Tauchen Sie ein kleines Stück Fleisch in EM, ein zweites nicht und legen Sie beide Stücke bei warmer Witterung auf die Fensterbank. Nach kurzer Zeit wird eine glänzende grüne Fliege ihre Eier wahrscheinlich auf beiden Fleischstückchen ablegen. Aber nur die Eier auf dem unbehandelten Stück Fleisch werden sich am ersten Tag entwickeln, weil es zu faulen beginnt.

Weil Fliegenmaden nur Faules fressen, werden sie seit sehr langer Zeit zur Reinigung faulender Wunden eingesetzt. Sie lassen alle gesunden Zellen in einer Wunde stehen, fressen die abgestorbenen Zellen und produzieren zum Schutz für das eigene Leben einen sehr vitaminhaltigen Schleim. Wenn die Maden durch eine Wunde kriechen, verteilen sie den Schleim und fördern damit die Wundheilung. Gibt es keine faulende organische Substanz, können sich keine Fliegen entwickeln.

Aus diesen Überlegungen raten wir Tierhaltern, regelmäßig EM bei der Hausreinigung einzusetzen und mindestens einmal am Tag eine EM-Verdünnung in der Wohnung zu versprühen. Die bevorzugten Plätze der Tiere sollten dabei intensiver besprüht werden. Dabei bekommen die Tiere auch einen Sprühnebel auf ihr Fell und nehmen die Mikroben bei der Fellpflege zusätzlich auf.

Reinigung bei Außenhaltung

Zur Reinigung von großen Außengehegen für Kaninchen und Meerschweinchen eignen sich spezielle Stallreiniger, mit denen sich das Klima im Gehege nachhaltig verbessern lässt. Vor allem Fäulnis, Gerüche und Ammoniakgas können so eingedämmt werden. Durch die Effektiven Mikroorganismen wird die Bildung von Pilzen, Staub- und Schimmelsporen verhindert und für ein gesundes Klima im Gehege gesorgt. Wenn es sich um größere Flächen handelt, kann man den Stallreiniger einfach mithilfe einer Gartenspritze versprühen.

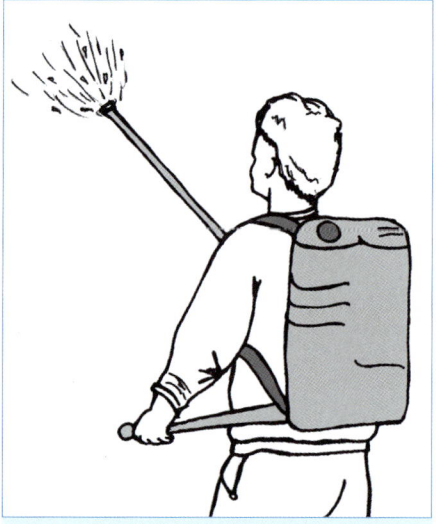

Es gibt viele einfache und kostengünstige Sprühgeräte. Wichtig ist, dass man immer eine Mischung von Wasser und EM bereit stehen hat, damit man das Gute auch anwendet. Steht es nicht bereit, wird zu schnell vergessen, dass man auch noch auf die sinnvolle Hygiene achten muss.

6. Fallbeispiele

Außenhaltung von Kaninchen (von Anke Schwarz)

Mit dem eigenen Garten stand der Entschluss fest: Ein Außengehege für meine Kaninchen muss her! Seitdem ich Kaninchen halte, war es schon immer mein Traum, sie draußen zu halten – so artgerecht wie möglich. 2010 habe ich mir diesen Wunsch erfüllt.

Angefangen habe ich wie viele andere auch: ein Standardkäfig mit 2 Kaninchen, die täglich mehrstündigen Auslauf bekamen. Dass dies nicht artgerecht ist, erkannte ich ziemlich schnell – meine Kaninchen durften sich nach kurzer Zeit 24 Stunden lang frei im Arbeitszimmer bewegen. Gefüttert wurde im Käfig, doch ich merkte, dass sie den Käfig freiwillig gar nicht mehr benutzten. Eine Tatsache, die mir zu denken gab …

Nach dem Umzug ins eigene Haus hatte ich endlich Platz genug, den Kaninchen mehr Freiraum zu bieten. Mittlerweile hatte ich vier Langohren – leider muss ich zwei Paare getrennt voneinander halten, da die Vergesellschaftung nicht geklappt hat. Das erste halbe Jahr lebten die vier in getrennten Räumen im Keller; jedes Paar hatte 4 qm täglich für 24 Stunden zur Verfügung.

Ich fing an, das Gehege zu planen, wochenlang beschäftigten mich viele Detailfragen. Gut so, denn im Nachhinein lässt sich vieles nicht mehr korrigieren, wie z. B. der falsche Standort. Meine wichtigsten Entscheidungen waren:

- Ein komplett überdachtes Gehege, um auch bei schlechter Witterung die Kaninchen problemlos versorgen zu können.

- Das Gehege sollte mit der Rückwand gegen Süden aufgestellt werden, um die Tiere vor direkter Sonneneinstrahlung und dem Wetter zu schützen.
- 9 qm für jedes Paar – das heißt 18 qm Gesamtfläche
- Das Gehege sollte vom Haus aus einsehbar sein.
- Es musste sicher sein! Ein zweites Fort Knox – kein Kaninchen sollte ausbrechen und kein Marder eindringen können.

Im Frühjahr ging es schließlich los: Holzpreise anfragen, gebrauchte Gehwegplatten suchen, Schrauben und Winkel kaufen, und vieles mehr.

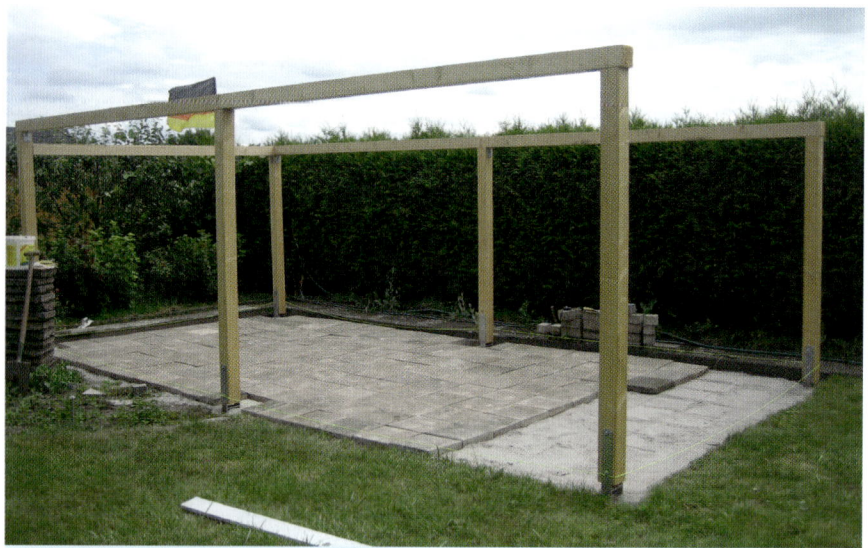

Der Kaninchenstall im Rohbau, viel Platz und ein gut zu reinigender Untergrund, der auch noch ausbruchssicher ist.

Bei Baubeginn musste zunächst die Grasnarbe abgestochen werden. Das schlechte Wetter verzögerte den Bau, sodass ich erst im Juni die

Pfostenanker einbetonieren konnte. Auch hier musste ich mit dem Spaten Vorarbeit leisten und 6 Löcher ausheben.

Weiter ging es mit dem Holzgerüst, danach mit dem Verlegen der Gehwegplatten, die ich günstig gebraucht gekauft hatte.

Dann kam der arbeitsintensivste Teil: das Dach. Für Unterkonstruktion und Befestigung der PVC-Trapezplatten habe ich mit zwei männlichen Helfern 8 – 12 Stunden gerechnet. Als nach zwölf Stunden die Sonne unterging, waren wir immer noch nicht fertig …

Endspurt: Es ging ans Verkleiden des Rohgerüstes. Aus einer Firmenauflösung habe ich beschichtete Spanplatten bekommen – das Zuschneiden war mühsam und nur zu zweit machbar, da die Platten so schwer waren. Der letzte Schritt war das Verkleiden mit Volierendraht. Den größten Schwerpunkt habe ich auf Sicherheit gelegt. Draußen sind die Kaninchen Raubtieren hilflos ausgeliefert, wenn man nicht entsprechend vorsorgt. Dieses Thema wird leider sehr häufig vernachlässigt. Ein freilaufender Hund oder eine Katze kann schon gefährlich werden, auch wenn die Tiere vielleicht nur spielen wollen. So etwas kann mit einem Herzversagen beim Kaninchen enden.

Nicht zu vernachlässigen sind auch Marder und Fuchs. Beide sind sehr wohl auch in Wohngebieten und Großstädten vertreten. Es gilt folgende Faustregel: Überall, wo ein weichgekochtes, geschältes Hühnerei hindurchpasst, passt auch ein Marder hindurch. Deshalb müssen die Materialien so gewählt werden, dass sie nicht durchgebissen werden können und dass sich niemand durchgraben kann (auch Marder können graben). Sehr gut eignen sich Betonplatten oder eingegrabener Volierendraht.

Im Juli war alles fertig und die Kaninchen konnten ins Außengehege umziehen. Viel Freude hatten sie vor allem mit der Sandkiste, worin sie nun nach Herzenslust buddeln konnten. Es ist wunderschön, die Kaninchen zu beobachten und ihren Tagesrhythmus mitzuerleben.

Erstaunlicherweise sind die Urinstinkte aller vier Kaninchen derart ausgeprägt, dass sie sogar mitbekommen, wenn eine Katze durch den Garten streift. Andere Geräusche werden wiederum als ungefährlich eingestuft, zum Beispiel der Rübenvollernter, der auf dem Feld nebenan seine Runden dreht.

Es hat mich sehr überrascht, dass sogar mein menschenscheuer Rammler Mitch richtig aufgeblüht ist. Dem Menschen gegenüber ist er immer noch skeptisch, jedoch viel zutraulicher, seitdem er draußen lebt und so viel Platz zur Verfügung hat.

Die Temperaturen im Sommer lagen um 30 Grad und darüber – dies machte den Kaninchen etwas zu schaffen, deshalb sorgte ich soweit möglich für Abkühlung: Betonplatten und Sand wurden angefeuchtet und ich hängte nasse Tücher auf. Auch die Stechmücken waren eine richtige Plage. Mückenstiche auf den Kaninchennasen waren die Folge. Dagegen konnte ich nicht viel ausrichten, ich werde aber für den nächsten Sommer Fliegennetze montieren.

Im ersten Winter hatte ich zunächst Bedenken, die Kaninchen könnten frieren, aber weit gefehlt! Sie bekamen alle ein dickes Winterfell und begrüßten mich jeden Morgen mit wildem Umherhoppeln in Top-Form. Um einer Gewichtsabnahme entgegenzuwirken, fütterte ich besonders viel Knollengemüse sowie zusätzlich Sämereien und Erbsenflocken.

Was sich bei zweistelligen Minustemperaturen nicht verhindern lässt, ist das Einfrieren der Wasserschalen. Ich wechselte die Schalen zwei Mal täglich und verwendete ein Wärmekissen.

Am Ende des Winters machte ich eine EM-Kur mit Bokashi, um das Immunsystem der Tiere zu stärken. Alle haben den harten Winter sehr gut überstanden.

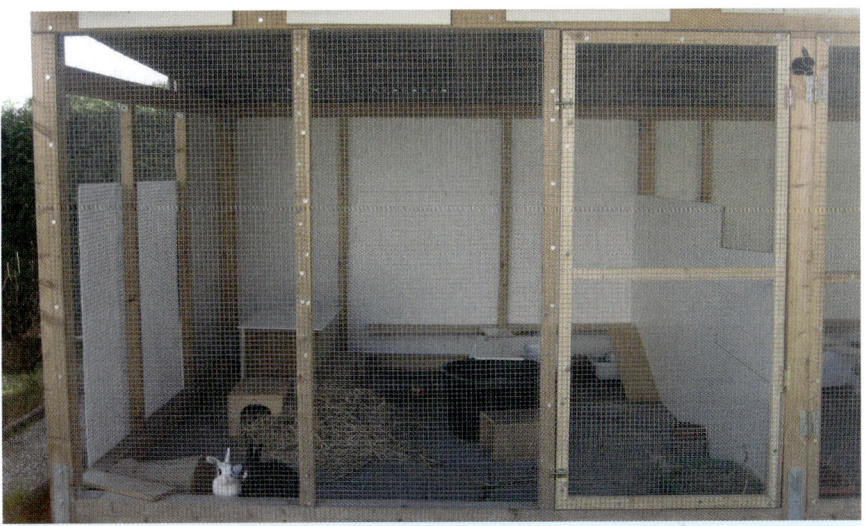

Verstecken, spielen, sich frei bewegen, Sonne und Schatten, so haben die Tiere die Chance, sich artgerecht zu bewegen.

Insgesamt kann man feststellen, dass die Kaninchenhaltung, so wie ich sie praktiziere, für den Tierhalter wesentlich aufwändiger ist: Das Wetter ist auch mal kalt und ungemütlich, man muss sich für jeden Kontrollgang nach draußen ggf. warm anziehen, das Saubermachen dauert viel länger. Aber diese Haltungsform ist diejenige, die der natürlichen Lebensweise der Kaninchen am Nächsten kommt.

Und man wird belohnt mit glücklichen, gesunden Tieren und ganz viel Freude beim Zusehen!

Fallbericht aus der Tierheilpraxis – Meerschweinchen mit Durchfall (Carolin Caprano)

Bei zwei Meerschweinchen kam es aufgrund von fehlerhafter Fütterung zu einer Erkrankung des Magen-Darm-Traktes. Die ca. 2 Jahre alten Meerschweinchen hatten Durchfall und Blähungen, begleitet von zunehmender Appetitlosigkeit. Trotzdem hatten die Tiere noch relativ viel Gewicht (Übergewicht).

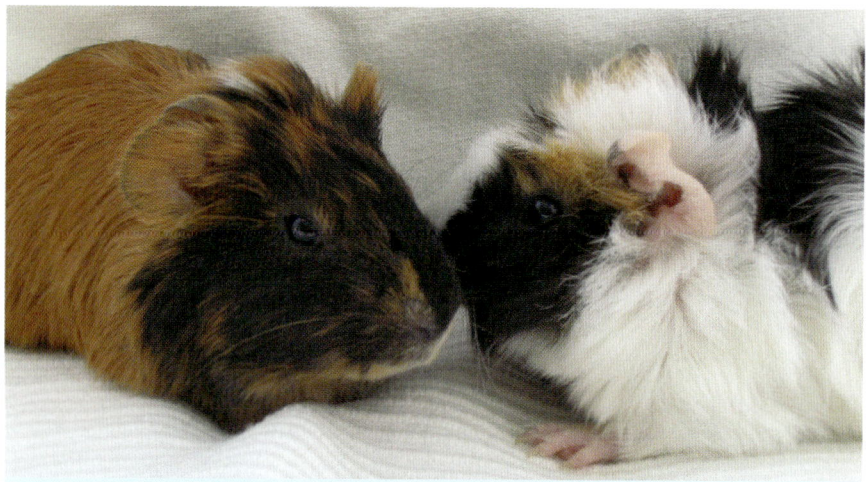

Kommunikation und freie Wahl von Nähe und Distanz ist die beste Grundlage für's Wohlfühlen.

Beim Gespräch mit den Besitzern zeigte sich, dass die Meerschweinchen hauptsächlich mit einer energiereichen Körnermischung aus dem Zoofachhandel gefüttert wurden und zusätzlich große Mengen Frischfutter wie Gurken und Salat bekamen. Rohfaserreiches Futter in Form von Heu wurde dagegen zu wenig gefüttert.

Die Meerschweinchen wurden langsam auf eine überwiegende Heufütterung umgestellt.

Ergänzt wurde nur noch durch kleine Mengen an Obst und Gemüse, wie z. B. Möhren und Äpfel. Dazu kamen wertvolle Kräuter wie Löwenzahn, Salbei, Spitzwegerich und Melissenblätter, die zusätzlich einen positiven Effekt auf den Magen-Darmtrakt haben. Die Getreidefütterung wurde ganz eingestellt.

Für die akuten Symptome wurde Kamille als Tee anstelle des Trinkwassers gereicht. Dies entspannt und beruhigt den Magen-Darmtrakt. Homöopathisch wurde unter anderem Abrotanum (bei chronischem Durchfall mit Abmagerung) und auch Okubaka (bei Lebensmittelunverträglichkeit) eingesetzt. Während der Futterumstellung wurde außerdem täglich eine Messerspitze EM zum Futter gereicht, um die gestörte Darmflora wieder ins Gleichgewicht zu bringen.

Mäusehaltung (von Linda Reichert)

Wir haben zwölf weibliche Farbmäuse, die in einem 100 x 50 x 80 cm großen Terrarium leben. Aus hygienischen Gründen haben wir uns für Glas entschieden, da es einfach besser zu reinigen ist. Für die Reinigung verwenden wir ein spezielles EM-Reinigungsspray für Tiere, um ein gesundes Klima zu begünstigen und die Tiere nicht durch chemische Desinfektionssprays zu belasten.

Wir haben noch zwei zusätzliche kleine Glasebenen angebracht, damit mehr Platz für weitere Häuschen ist und die Mäuse sich besser aus dem Weg gehen können.
Wir benutzen ein Pellet-Einstreu, also gepresste Holz- oder Strohfasern, das dann noch mit normalem Nagereinstreu überstreut wird.

Die Einrichtung des Terrariums besteht nur aus Holz, wobei wir die Häuser aus naturbelassenem Holz im Fachhandel kaufen, alles andere im Wald – weit weg von Straßen und Hundewegen – selbst sammeln. Wir versuchen, unseren Mäusen ein so natürliches Zuhause wie möglich zu schaffen, d. h., wir sammeln nicht nur Äste und Rindenstücke zum Klettern und darunter Verstecken, sondern auch Moos, trockene Blätter, frische Äste mit Blattwerk oder einfach mal eine Handvoll Waldboden. Wenn man alles regelmäßig austauscht, haben die Tierchen Abwechslung und es kommt keine Langeweile auf. Außerdem finde ich es wichtig, immer wieder neue und ganz unterschiedliche Kletteräste anzubieten, damit der ganze Mäusekörper gefordert wird, die Muskeln trainiert und monotone Bewegungsabläufe verhindert werden.

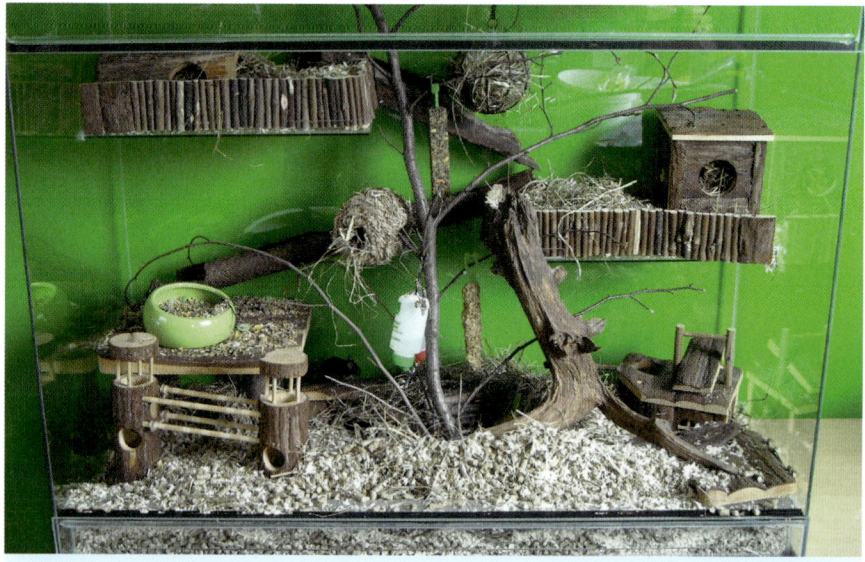

Hier können die Mäuse spielen, graben, sich verstecken und alles Mögliche tun, damit sie sich wohl fühlen.

Aus genau diesem Grund haben wir kein Laufrad für die Mäuse. Sie würden dann zwar sehr viel Bewegung bekommen, diese wäre aber zu einseitig und auch noch schlecht für die Wirbelsäule der Tiere. Außerdem bestünde die Gefahr, dass die Laufradrennerei zu Zwangshandlungen führt.

Unser Mäusegehege wird einmal in der Woche grundgereinigt und dann neu eingerichtet. Wir füttern hauptsächlich Heu und getrocknete Kräuter, aber auch ein normales Mäusefutter, bestehend aus Samen, Körnern, Futterbokashi und getrockneten Obst- und Gemüsestücken. Ab und zu bekommen unsere Mäuse auch frisches Obst oder Gemüse, das aber nach spätestens zwei Tagen wieder aus dem Gehege entfernt wird, damit es dort nicht schimmelt. Außerdem versorgen wird sie mit tierischem Eiweiß, indem wir einmal wöchentlich wechselweise getrocknete Insekten oder auch mal ein hartgekochtes (Bio-)Ei anbieten. Natürlich verzichten wir auch nicht auf Knabberstangen oder andere Leckerchen, aber wir achten immer darauf, dass sie zuckerfrei sind. Selbstverständlich ist auch immer für ausreichend frisches Trinkwasser gesorgt.

Fallbericht aus der Tierheilpraxis – Wunde Pfoten beim Kaninchen (Carolin Caprano)

Ein Kaninchen (4 Jahre alt) wurde mir in der Praxis vorgestellt. Die Besitzer berichteten über immer wiederkehrende „Verletzungen" an den Pfoten. Die Läufe waren wie wund, teilweise sogar blutig verschorft.

Da bisher lediglich die handelsüblichen Kleintierstreu verwendet wurde, riet ich den Besitzern dazu, eine dicke Lage Stroh über die

Einstreu zu geben. Durch das Stroh kann die Flüssigkeit nach unten absickern, sodass die Oberfläche sauber und trocken bleibt. Außerdem sollte insgesamt häufiger gesäubert werden, damit es auf keinen Fall zu starker Feuchtigkeitsbildung durch den Urin kommen konnte. Generell sollte dem Kaninchen noch viel Auslauf ermöglicht werden.

Für eine bessere Wundheilung wurde dem Kaninchen Graphites D4 über ca. eine Woche verabreicht. Die Pfoten wurden mit EM-Lösung besprüht und zusätzlich noch mit Calendula-Salbe eingerieben. Schon nach wenigen Tagen zeigte sich eine deutliche Besserung der Haut.

Für die Reinigung des Käfigs wurde ebenfalls EM empfohlen, welches nun sowohl zum Saubermachen eingesetzt als auch nach dem Einstreuen über das Stroh gesprüht wird, um eine übermäßige Belastung durch Ammoniak zu verhindern.

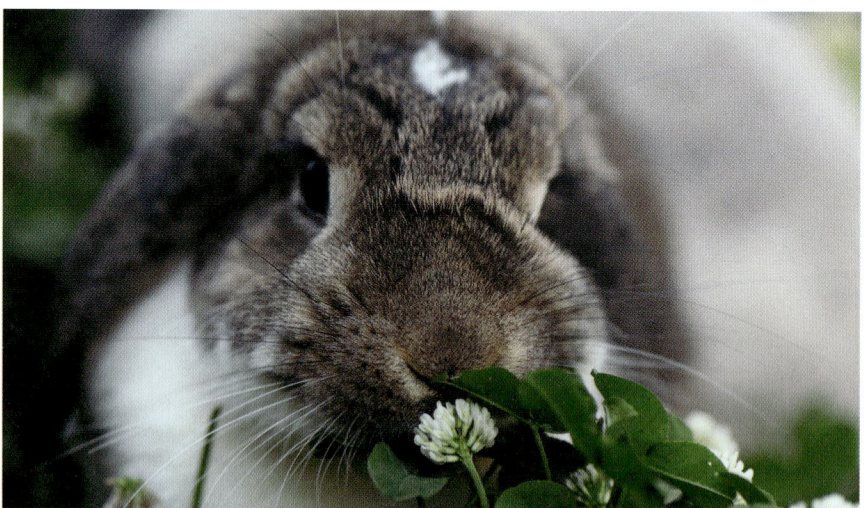

Eine artgerechte Hygiene und Haltung lässt die Tiere froh und munter sein.

Erfahrungsbericht Hamsterhaltung (Andrea Diehm und Sebastian Caprano)

Hamster halten wir schon seit vielen Jahren und haben dabei schon verschiedene Hamsterrassen und auch entsprechende Haltungsmodelle ausprobiert.

Besonders gut gefallen uns die beliebten Teddyhamster, sodass wir auch aktuell wieder einen süßen Vertreter dieser Rasse namens Rolf bei uns aufgenommen haben.

Um eine möglichst artgerechte Haltung zu ermöglichen, haben wir uns für ein großes Glas-Terrarium entschieden, welches nach oben offen bleibt. Auf diese Weise haben wir nicht die Problematik mit der Verschmutzung der Wohnung durch herumfliegende Einstreu, und trotzdem kann die Luft zirkulieren. Für ein gutes Klima reinigen wir zudem mit heißem Wasser und anschließend einem EM-Reiniger (vor allem die Urin-Ecken). Außerdem sprühen wir alle zwei Tage den Käfig kurz mit EM aus. Da wir es relativ bequem haben möchten, nutzen wir dabei übrigens ein spezielles EM-Umgebungsspray für Tiere. Auf chemische Reiniger verzichten wir ganz.

Die komplette Inneneinrichtung besteht natürlich aus Holz. So kann der Hamster, für uns bedenkenlos, seinen natürlichen Bedürfnissen entsprechend alles annagen. Auch das große Laufrad besteht aus Holz und hat eine geschlossene Lauf-Fläche, ist zu einer Seite geschlossen und zur anderen offen. Auf diese Weise besteht keine Verletzungsgefahr für unseren vierbeinigen Mitbewohner. Wir wissen, dass Laufräder Vor- und Nachteile haben und um dieses Thema immer wieder diskutiert wird. Zum einen verschaffen Laufräder dem Hamster zusätzliche Bewegung, andererseits können sie ihn geradezu süchtig machen. Letzteres aber eher dann, wenn die Tiere in zu kleinen Käfigen gehalten werden und auch sonst nur ein geringes Bewegungsangebot haben. Dies sollte jedem verantwortungsvollen Hamsterhalter bewusst sein.

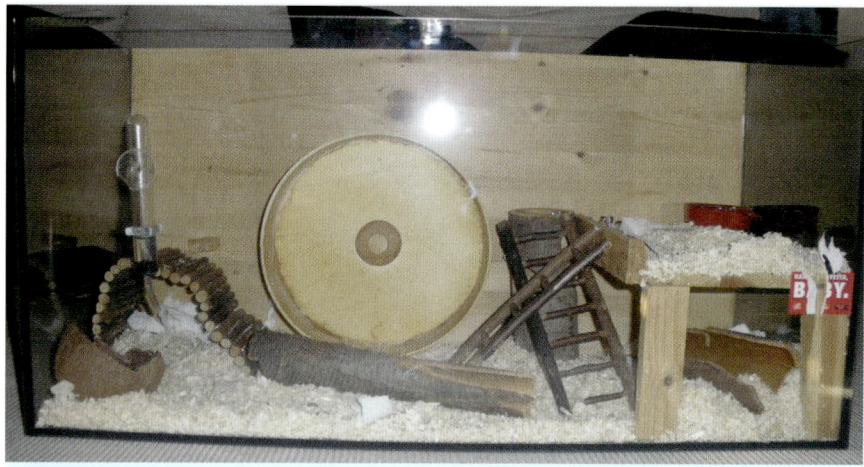

Eine abwechslungsreiche Käfiggestaltung mit Naturmaterialien ist ideal für Hamster

Bei der Fütterung achten wir auf artgerechte Körnermischungen ohne Zusätze wie Zucker, dazu Heu, ab und zu Obst, Gemüse, sowie Quark oder Mehlwürmer für die Proteinzufuhr. In der Vergangenheit hatten wir bei einem unserer Hamster übrigens immer wieder Probleme mit einem aufgeblähten Bäuchlein und Verstopfungen. Eine regelmäßige Zufütterung von etwas Futter-Bokashi sowie im Akutfall die Gabe des homöopathischen Nux vomica hatten in diesem Fall eine erhebliche Verbesserung gebracht. Zudem haben wir festgestellt, dass auch Hamster ganz sanfte Bauchmassagen zu schätzen wissen.

7. Lexikon

Einige Namen und Begriffe tauchen in diesem Buch immer wieder auf. Manchmal ist es leider nicht möglich, alles im laufenden Text in die Worte des täglichen Lebens zu fassen. Deswegen folgen hier einige Erläuterungen zu Namen und Begriffen.

Prof. Dr. Teruo Higa, ein japanischer Hochschullehrer für Gartenbau, ist der Entdecker der EM, was ausgeschrieben "Effektive Mikroorganismen" heißt. Er hat es geschafft, Mikroben aus der Lebensmittelherstellung so in ein Medium zu bringen, dass sie in guter Nachbarschaft miteinander leben und somit das EM stabil bleibt. Er hat EM nicht patentieren lassen, weil er meint, dass nur so eine unkomplizierte Verbreitung möglich sei. In seinem Buch „Eine Revolution zur Rettung der Erde" beschreibt er seine Forschungen, erläutert, warum er die weite Verbreitung von EM für wichtig hält. Er berichtet auch, wo EM auf dieser Welt schon eingesetzt wird.
Zurzeit arbeiten in Europa mehr als 10.000 Bauern und über 80.000 Haushalte mit EM. EM wird in über 120 Ländern dieser Welt genutzt. In Europa ist EM erst seit 1997 bekannt.

EM ist eine dunkelbraune Flüssigkeit. Sie riecht leicht säuerlich-aromatisch und zur Herstellung werden Milchsäurebakterien, Hefen, Fotosynthesebakterien, Zuckerrohrmelasse und Wasser verwendet. Da mehrere verschiedene Mikrobenarten zusammen in einer Flasche enthalten sind, sprechen wir bei solchen Produkten von Multimikrobenpräparaten.

Zwei Stämme von Milchsäurebakterien und eine Hefe sind die hauptsächlichen Wirkstoffe. Milchsäurebakterien und Hefen nutzen die

Menschen seit Tausenden von Jahren bei der Herstellung von Lebensmitteln. Wenn die Menschen diese guten, erwünschten Mikroben in Lebensmitteln vermehren, entstehen immer bessere Produkte. Aus frischem Fleisch wird Schinken oder Dauerwurst, aus Weißkohl Sauerkraut, aus Teig Brot und aus Traubensaft Wein. So erkennen wir aus der Lebenspraxis: Wo viele erwünschte Mikroben sind, entstehen erwünschte Resultate. Wenn wir wissen, welche Resultate wir wünschen, können wir die erwünschten Mikroben an den Ort bringen, wo sie ihre Arbeit tun sollen.

Die Wirkung von Multimikrobenpräparaten, die auf Milchsäurebakterien aufbauen, ist in Deutschland seit Jahrzehnten bekannt. In der Wissenschaft wurden und werden die Produkte misstrauisch beäugt, weil über das Zusammenwirken der Mikroben zu wenig bekannt ist.

Leider kennt die Wissenschaft weniger als 10 % der Hefen, Pilze, Bakterien und sonstigen Einzeller, weil die meisten Mikroben sich nicht isolieren lassen.

Viele Mikrobenarten können nur in ihren Biotopen, nicht in der Petrischale oder dem Reagenzglas, existieren. Deswegen sind Multimikrobenpräparate mit den heutigen wissenschaftlichen Methoden nur sehr schwer zu erforschen.

Die Menschen schätzen die guten Mikrobenbiotope und deren Wirken seit jeher auch ohne wissenschaftliche Bestätigung. Ohne zu wissen, dass Faulmikroben in Wunden durch Wasserstoffperoxid im Honig in ihre Schranken gewiesen werden, benutzten und benutzen sachkundige Menschen Honig zur Wundpflege schon seit Urzeiten. Im Jahre 2006 wurde in der Presse gemeldet, dass man am Universitätsklinikum Bonn Honig bei der Pflege schwieriger Wunden erfolgreich einsetzt.

Es gibt aber die begründete Hoffnung, dass sich die Wissenschaft über kurz oder lang auch den milchsauren Multimikrobenpräparaten zuwendet. Vielleicht wird sie eines Tages erklären können, wie ein erwünschtes Biotop aus Tausenden oder Millionen von Einzelwesen funktioniert. Es könnte uns den Weg zu weiteren Anwendungen öffnen.

EM als Begriff wird in diesem Büchlein verwendet, um EM oder EMa in der Anwendung zu beschreiben. FM ist die Mikrobenmischung, die Sie kaufen können. Für alle Anwendungen bei der Futterbereitung oder der Pflege des Bodens kann man durchaus EM oder EMa verwenden. EM ist vom Hersteller auf ein Jahr haltbar geschrieben. Doch wenn man EM intensiv einsetzt, wird manchem der Preis von etwa 25 € je Liter ein Hindernis sein. Deswegen empfehlen wir den Menschen, die auf ihren Geldbeutel achten, mit Zuckerrohrmelasse, Wasser und EM das aktivierte EMa herzustellen. Aus einem Liter EM + Zuckerrohrmelasse + Wasser kann man 33 Liter EMa bei 35 bis 37 Grad in sieben Tagen selbst herstellen. Nur sollte man beachten, dass EMa immer recht frisch sein muss. Ein Ansatz soll in 14 Tagen verbraucht sein.

Der Grund: Im EM schlafen die Mikroben. Im EMa sind sie sehr aktiv und verbrauchen viel Energie. Diese Energie nehmen sie aus der Zuckerrohrmelasse. Ist diese verbraucht, können sich die Mikroben nicht mehr selbst erhalten. Die Lösung kann verderben und riecht dann nach Schwefelwasserstoff (faulen Eiern).

Also: EM und EMa können beide für die gleichen Zwecke verwendet werden. EM ist lange haltbar, EMa kann schnell verderben und riecht dann unangenehm.

Milchsäurebakterien scheinen die wahren Künstler des Lebens zu sein. Sie bestimmen das Milieu, in dem aus Kohl Sauerkraut wird. In der Zeit der großen Diskussion über die sogenannte Vogelgrippe wurde aus Korea gemeldet, dass eine große Herde von Masthähnchen, bei denen die Vogelgrippe diagnostiziert war, nach der Verabreichung von Sauerkraut innerhalb von zwei Tagen völlig gesund war. Der Eigentümer der Masthähnchen hatte eine Fabrik, in der die traditionellen Sauergemüse für den koreanischen Markt hergestellt werden. Deswegen stand genügend Sauergemüse zur Verfügung, um über 100.000 Masthähnchen damit zu füttern. Vergleichbare Erfahrungen hat der Autor mit erkrankten Sauen gemacht.

Zuckerrohrmelasse ist ein sehr aromatischer, dunkelbrauner und zähflüssiger Saft, der bei der Herstellung von Weißzucker aus Zuckerrohr als Rest übrig bleibt. Er enthält viele Mineralien, sehr interessante Eiweiße und natürlich große Reste an Zucker. Damit ist dieser Saft ein ideales Futtermittel, um Mikroben zu vermehren. In der Naturheilkunde hat die Melasse eine wichtige Stellung. Wer mehr darüber wissen will, sollte das Buch „Das schwarze Wunder" von Cyril Scott lesen.

In der EM-Technologie wird Zuckerrohrmelasse zur EMa-Herstellung verwendet, weil damit seit über 25 Jahren gute Erfahrungen vorliegen. In der Praxis der EM-Technologie wird die Qualität am pH-Wert (unter 3,9) und an Geruch und Geschmack geprüft. So haben wir das in Japan und Thailand gelernt. Hierzulande prüfen wir den pH-Wert mit speziell dafür entwickelten Messstäbchen (Lackmuspapier).

EM-Technologie nennen die EM-Insider alles, was mit EM zusammenhängt. Auf der Grundlage der Mikroben-Technologie wird zum Beispiel auch die EM-Keramik gefertigt. Es gibt EM-Putzmittel, die ganz hervorragend arbeiten und nicht nur völlig abbaubar sind, sondern sogar noch die Abflüsse und Abflussrohre pflegen. Lebensmittel von Landwirten, die mit EM arbeiten, zeichnen sich durch gute Haltbarkeit und exzellenten Geschmack aus. Käse, Kaffee, Reis, Wein, Eier, Obst, Fisch, Fleisch und andere Lebensmittel sind schon im Handel.

EMa-Herstellung lernen Sie bei zertifizierten EM-Beratern. Sie können auch im Buch „EM Lösungen, Haus und Garten" (Ernst Hammes, Gisela van den Höövel) oder anderen EM-Büchern nachlesen.

Mikroben sind sehr kleine Lebewesen, die nur aus einer einzigen Zelle bestehen. Man kann sie nur unter dem Mikroskop sehen. Es gibt Mikroben mit und ohne echten Zellkern. Mikroben waren die ersten Lebewesen auf unserem Planeten. Aus ihnen hat sich alles Leben entwickelt.

Die Urmikroben, so könnte man sagen, enthalten alle genetischen Informationen. Sonst hätte sich der Rest des Lebendigen nicht auf der Erde entwickeln können. Die Menschen haben heute häufig Angst vor Mikroben, weil sie diese nur im Zusammenhang mit Krankheit kennenlernen.

Wir Menschen nutzen seit Jahrtausenden die Kraft der guten Mikroben, um Lebensmittel zu verbessern. In unserem eigenen Verdauungssystem haben wir zehnmal mehr Mikroben, als wir Körperzellen besitzen. Mikroben sichern das Leben auf diesem Planeten.

Dominanz bedeutet Herrschaft. Mit den vielen guten Milchsäurebakterien (Mikroben) in EM stellt man die Herrschaft der guten Mikroben her. Dann haben andere, möglicherweise krank machende Mikroben keinen Platz mehr, sich über die Maßen zu vermehren, und können nicht schaden.

8. Literaturverzeichnis

Fachzeitschriften

Consilium Cedip „Veterinaricum", 3. Auflage 2003, Redaktion Sigrun Borstelmann, CEDIP Verlagsgesellschaft mbH Ismaning bei München, ISSN: 0940 – 7456

DHU „Homöopathisches Repetitorium", Ausgabe 2001, Deutsche Homöopathische-Union Karlsruhe

Literatur

Carolin Caprano, Ernst Hammes, EM Lösungen kompakt: Hunde und Katzen, 2010, Verlag Eifelkrone Musik & Buch, ISBN 978-3-937640-68-6

Marga Drossard, Ursula Letschert: Naturheilkunde für Kleintiere, 1995, pala Verlag, ISBN 3-89566-105-8

Carolin Quast: Symptomenverzeichnis zur Schüßler-Salz-Therapie für Tiere, 2005, NaturaMed Verlagsgesellschaft, ISBN 3-930 706-28-8

Dr. Alois Weber, Meerschweinchen, 2. Auflage 1999, Ennsthaler Verlag, ISBN 3-85068-464-4

Internet

Nagerinfo: www.diebrain.de

Illustrationen

Carolin Caprano

Fotos

Seite 44, 100, 110, 113: Anke Schwarz
Seite 114: Kai Koch
Seite 116: Linda Reichert
Seite 120: Andrea Diehm, Sebastian Caprano

Buchtitel:
© tickmyhome - Fotolia.com
© Sergey Goruppa - Fotolia.com
© kazoka303030 - Fotolia.com
© Africa Studio - Fotolia.com
© Eric Isselée - Fotolia.com

Seite 26: © Michael Tieck - Fotolia.com
Seite 37: © Harald Lange - Fotolia.com
Seite 37: © Harald Lange - Fotolia.com
Seite 43: © E. Spek - Fotolia.com
Seite 46: © Olga Barbakadze - Fotolia.com
Seite 48: © Pakhnyushchyy - Fotolia.com
Seite 50: © Eric Isselée - Fotolia.com
Seite 58: © Vielfalt - Fotolia.com
Seite 78: © Chris - Fotolia.com
Seite 103: © Olga Orehkova-Sokolo - Fotolia.com
Seite 118: © feff15 - Fotolia.com

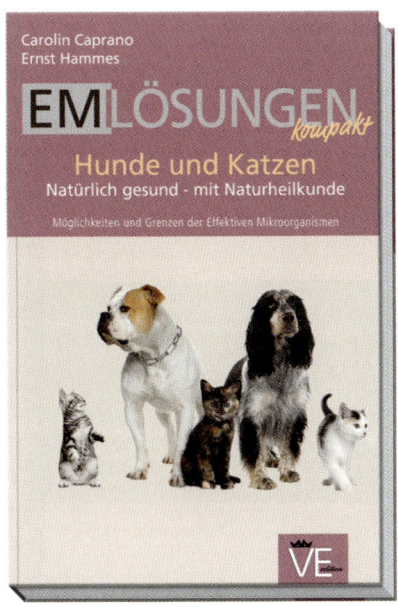

Hunde und Katzen - natürlich gesund mit Naturheilkunde

Carolin Caprano, Ernst Hammes

Klappenbroschur,
21x14,8 cm, 136 Seiten
ISBN: 978-3-937640-68-6
14,95 Euro

Hunde und Katzen sind heute die beliebtesten Haustiere und werden umsorgt, gefüttert und gepflegt. Werden jedoch ihre ursprünglichen Instinkte, Verhaltensweisen und Grundbedürfnisse ignoriert, kann das zu Problemverhalten und körperlichen Erkrankungen führen. Sogenannte »Zivilisationskrankheiten«, z. B. Allergien, treffen auch immer häufiger unsere Haustiere.

Carolin Caprano und Ernst Hammes erläutern die Entwicklungsgeschichte, Anatomie, Physiologie und die natürlichen Bedürfnisse unserer liebsten Mitbewohner. Die artgerechte Fütterung, ein gesunder Darm und damit ein intaktes Immunsystem spielen dabei eine besondere Rolle. Konkrete Futterpläne und Ernährungsvorschläge erleichtern die tägliche Umsetzung der artgerechten Ernährung.

Wie man Erkrankungen mit naturheilkundlichen Methoden behandelt, erklären die Autoren mit Aufstellungen von Symptomen, Ursachen und Behandlung mit homöopathischen und pflanzlichen Heilmitteln. Besonders EM (Effektive Mikroorganismen) finden in den unterschiedlichsten Darreichungsformen ihren Einsatz. Konkrete Fallbeispiele runden das Buch ab.

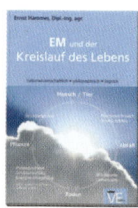

EM und der Kreislauf des Lebens
Ernst Hammes · **3. Auflage**
Klappenbroschur · 21x14,8 cm, 80 Seiten
ISBN: 978-3-937640-69-3 · 7.50 Euro

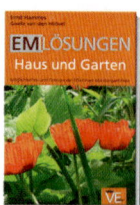

EM-Lösungen Haus und Garten
Ernst Hammes, Gisela van den Höövel
Klappenbroschur, 256 Seiten
ISBN 978-3-937640-31-0 · 14.95 Euro
Der Bestseller - bereits in 5. Auflage!

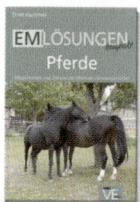

EM-Lösungen - Pferde
Ernst Hammes · **2. Auflage**
Klappenbroschur, 128 Seiten
ISBN 978-3-937640-34-1 · 12.95 Euro

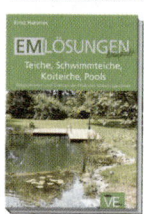

Teiche, Schwimmteiche, Koiteiche, Pools
Ernst Hammes · **3. Auflage**
Klappenbroschur, 136 Seiten
ISBN 978-3-937640-33-4 · 12.95 Euro

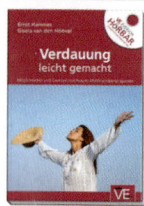

Verdauuung leicht gemacht
Ernst Hammes · **3. Auflage**
Klappenbroschur, 112 Seiten mit CD, 70 Minuten
ISBN 978-3-937640-61-7 · 18.95 Euro

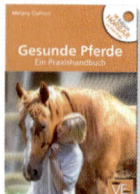

Gesunde Pferde - Ein Praxishandbuch
Melany Clahsen
Klappenbroschur, 21x14,8 cm · 200 Seiten, mit DVD
ISBN 978-3-937640-72-3 · 19.95 Euro

**Weitere Infos und Leseproben gibt's unter
www.eifelkrone-musik.de**